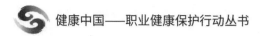

健康中国——职业健康保护行动丛书

RUHE YUFANG ZAOSHENGXING ERLONG

如何预防噪声性耳聋

王 生 主编

U0278520

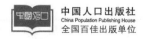

中国人口出版社
China Population Publishing House
全国百佳出版单位

图书在版编目（CIP）数据

如何预防噪声性耳聋/王生主编 . --北京：中国人口出版社，2021.1

（健康中国——职业健康保护行动丛书）

ISBN 978 - 7 - 5101 - 7612 - 8

Ⅰ. ①如…　Ⅱ. ①王…　Ⅲ. ①噪音损伤 - 耳聋 - 预防（卫生）　Ⅳ. ①R764. 430. 1

中国版本图书馆 CIP 数据核字（2020）第 253028 号

如何预防噪声性耳聋

RUHE YUFANG ZAOSHENGXING ERLONG

王　生　主编

责 任 编 辑	刘继娟
装 帧 设 计	夏晓辉
责 任 印 制	林　鑫　单爱军
出 版 发 行	中国人口出版社
印　　　　刷	北京柏力行彩印有限公司
开　　　　本	880 毫米 ×1 230 毫米　1/32
印　　　　张	3. 375
字　　　　数	78 千字
版　　　　次	2021 年 1 月第 1 版
印　　　　次	2021 年 1 月第 1 次印刷
书　　　　号	ISBN 978 - 7 - 5101 - 7612 - 8
定　　　　价	25. 00 元

网　　　　址	www. rkcbs. com. cn
电 子 信 箱	rkcbs@126. com
总 编 室 电 话	（010）83519392
发 行 部 电 话	（010）83510481
传　　　　真	（010）83538190
地　　　　址	北京市西城区广安门南街 80 号中加大厦
邮 政 编 码	100054

编委会

主　编　王　生

副主编　唱　斗　易继湖

编　者（以姓氏笔画为序）

　　王　生　王建新　刘莉杨

　　李　鹏　张海东　易继湖

　　娜扎开提·买买提　唱斗

出版者前言

习近平总书记指出："没有全民健康，就没有全面小康。"职业健康是全民健康的重要内容。我国是世界上劳动人口最多的国家。目前，我国就业人口超过 7 亿人，接触职业病危害因素的人群约 2 亿，职业病危害因素已成为影响劳动者健康的重要因素。工作场所接触各类危害因素引发的职业健康问题依然严重，职业病防治形势严峻、复杂，新的职业健康危害因素不断出现，疾病和工作压力导致的生理、心理等问题已成为亟待应对的职业健康新挑战。

2019 年 6 月，国务院下发《国务院关于实施健康中国行动的意见》，决定实施职业健康保护行动。《健康中国行动（2019—2030年）》将职业健康保护行动具体化，确立了到 2022 年和 2030 年的职业健康保护行动的目标，对用人单位和各级政府提出了明确要求。该行动倡导劳动者个人树立健康意识，践行健康工作方式，积极参加职业健康培训，强化法律意识，加强劳动过程防护，提升应急处置能力；对高温作业人群，长时间伏案低头工作或长期前倾坐姿职业人群，教师、交通警察、医生、护士等以站姿作业为主的职业人群，驾驶员等长时间固定体位作业的职业人群提出了健康保护建议。

为了贯彻实施党中央、习近平总书记健康中国建设战略，落实《健康中国行动（2019—2030 年）》的要求，普及职业病预防控制知识，提升劳动者自我职业健康保护的意识与技能，中国人口出版社组织专家编写、出版"健康中国——职业健康保护行动丛书"，为推进全民健康贡献出版人的力量。

中国人口出版社
2020 年 12 月 11 日

目录
Contents

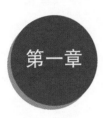

第一章

声 音

SHENGYIN

01 什么是声音？

声音是自然界普遍存在的一种物理现象。法国物理学家和数学家帕斯卡在 11 岁时观察到厨房里的盘子被敲打以后，会出现不间断的声音，一旦用手按住盘子的边缘，声音就会立刻停止。通过反复试验，他得出一个结论：声音的传送方式，主要靠的是振动，而不是打击。打击停止了，只要振动不停止，还是会发出声音的，这就是声音产生的原理。

对于世界万物而言，声音起着很大的作用，如果没有声音，我们的世界是无法想象的。早在远古时代，人们就是通过声音来判断周围环境是否有危险，以免遭到野兽的侵害。即使到了科技发达的今天，我们还是离不开声音这种传递和获取信息的方式，例如我们身边存在着各种各样的声音，美妙的音乐、抑扬顿挫的新闻广播，还有窗外汽车开过的响声、刺耳的电钻声，等等。

明代思想家顾宪成曾写过一副对联：风声雨声读书声，声声入耳；家事国事天下事，事事关心。这里就提到了不同的声音，那么到底什么是声音呢？声音是物体振动后，振动能在弹性介质中以波的形式向外传播，并被人或动物的听觉器官所感知的波动现象。

由此看来，声音的形成需要具备 3 个基本要素。第一个要素是声源，也就是产生振动的物体，例如音响设备中的喇叭、说话时的声带。第二个要素是弹性介质。我们把能够传播声音的物质称为弹性介质，它可以是气体、液体或固体。声波在不同弹性介质中的传播速度是不同的，声波在固体中的传播速度最快，其次是液体，比如，在冰中的传播速度比在水中快，在气体中的传播速度相对较慢。如果没有弹性介质，那么就不会有声音，在真空状态下声波不能传播，自然也就不会有声音了。第三个要素是当声波传到人或动物的听觉器官时，声波所具有的能量会被听觉器官感受到，并且产生音响的感觉。

02 声音是如何传播的？

声音是看不见、摸不着的，那么它是如何传播的呢？声音是以能量的形式进行传播的。空气中声音所具有的能量在传播过程中会产生一定的压力，不同的声波所具有的能量不同，对空气产生的压力也会不同。声音具有的能量大，听起来就会感觉声音的强度大，反之则小或听不到。

人们常说自从有声电影诞生以来，声音是电影意义表达的重要手段，是影片艺术魅力的源泉。如果看电影时没有声音，整部电影看下来你会感觉寡淡无味，喜剧片让人笑不起来，悲剧片让人哭不出来，甚至连恐怖片也不会觉得那么恐怖，这是因为缺少了声音的能量对我们听觉器官的刺激。

声波的能量在传播过程中是逐渐递减的，距离越远，能量越小，能量小到一定程度时，我们的耳朵就感觉不到了。当你和朋友近距离聊天时，即使你小声说话，他也能听得很清楚。当距离远一些时，你就需要大声说话，当距离再远一些时，即使你大声呼喊，他也无法听到你的声音了。

目前，对声音能量强弱的度量主要是通过测量声强（能量）或声压（压力）来实现的。因为在实际工作中测量声强比较困难，所以多用测量声压的设备来代替，如声级计。

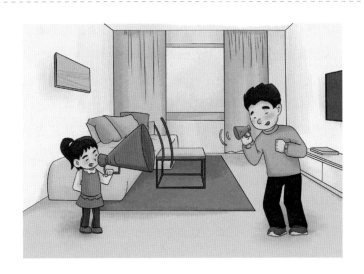

03 音调为什么有高低之分？

音调是有高低之分的。

人们常说的音调高低，是指人耳对声音的主观感受，客观上取决于声源振动的频率。频率是指声波在每秒中振动的次数，用赫兹（Hz）来表示。由于声源振动的频率在传播过程中是不变的，所以，声音的频率也就是声源振动的频率。换句话说，单位时间内低频声音的振动次数比较少，高频声音的振动次数比较多。频率高则音调高，听起来相对尖锐，如女高音；频率低则音调就低，听起来相对低沉，如男低音。

通常，人耳能够感受到声音的频率范围在 20~20 000Hz（20kHz）之间，又称为音频。频率大于或小于音频的声音传到人的耳朵里不能产生声音的感觉，我们把人耳听不到的频率大于 20 000Hz 的声音称为超声波，频率小于 20Hz 的声音称为次声波。超声波和次声波在生产、生活及军事等许多方面都有着广泛的应用，如人们到医院体检时经常做的超声波检查。人、动物以及仪器能够接收到的频率范围是不同的。有的动物可以听到次声波，有的则对 20 000Hz 以上的超声波敏感，仪器则要根据需要进行设计和制造。鸟类、猫、狗等小动物在某一频率段的次声波内不会受到伤害，水母甚至能够清楚地"听"到快速气流与海水摩擦时生成的、频率在 8~13Hz 的次声波。

此外，音调的高低还与发出声音物体的长短、粗细、大小、松紧等有一定的关系。例如，在 7 个相同的玻璃管里依次倒入深度不同的水，通过用嘴对准这些玻璃管口吹气，来比较音调的高低变化与试管内水多少之间的关系。结果发现，玻璃管里的水越多，音调越高，反之越低。玻璃管之所以能发声是因为我们往里面吹气的时候，引起了试管里空气柱的振动，水越多，空气柱越短，音调越高。由于空气柱的长度不同，所以发出的音调不同，这也是很多乐器发声所利用的原理。

04 为什么人耳听到的声音各不相同？

我们每个人对声音的感受是不同的，即使是相同的声音，也会因人而异。

人耳之所以能辨别出不同的声音，主要是靠音调、响度和音色这 3 个指标。例如，音叉振动是单一频率的声音，也称为纯音，听起来的音调就是单一的。

响度是指人耳所感受到声音的强弱。响度的大小取决于波幅。当传播距离一定时，声源的振幅越大，响度越大。对同一个声源来

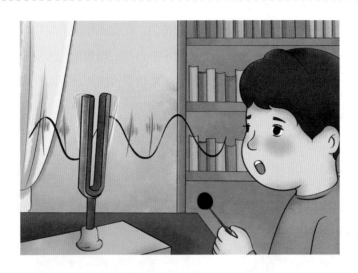

说，随着传播距离的增加，响度会逐渐变小。近年来，随着人们生活水平以及对产品性能要求的提高，人们对声品质的关注也越来越高，其中响度是人耳对声音强弱感知的重要参数，对响度的计算是进行声品质客观评价的基础。此外，响度也是助听器听力补偿研究的重要基础。

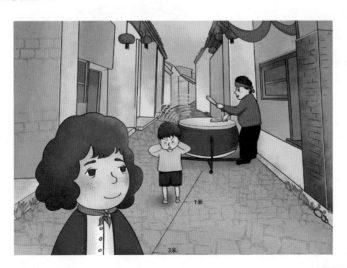

　　音色，又称音品，是指声音的特色，是由波形所决定的。波形不同，则音色不同。典型的音色波形有方波、锯齿波、正弦波、脉冲波等。例如，音乐是声音的艺术，无论是器乐还是声乐都讲究声音的美感，即良好的音响效果，这不仅包括声音的强弱、长短、高

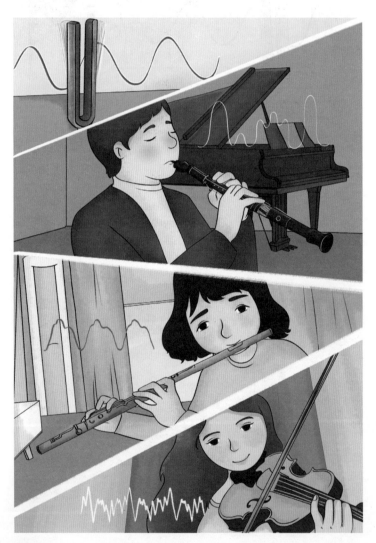

低，还包括音色。在古筝演奏中，音色是筝曲表达的灵魂，在筝曲表达中占有很重要的地位。如果不注重筝曲音色的渲染而只注重乐曲技法的熟练，演奏乐曲将变成单纯的炫技，而无法表达出筝曲的情绪和意境。

05 什么是分贝？

分贝是研究声音过程中引入的物理单位，是以发明电话而闻名于世的美国发明家亚历山大·格雷厄姆·贝尔（Alexander Graham Bell）的名字命名的。在声学领域中，贝尔是声压级的单位，由于贝尔的单位太大，所以在实际工作中用其十分之一做单位，就是人们常说的"分贝"（dB）。

空气质点受到声波作用可引起大气压力的变化，大气压力的起伏变化就是声压，也称为声波引起的压力增量，单位是帕（Pa）。正常人耳能听到的最小声压叫作听阈声压，简称为听阈。频率为 1 000 赫兹时的听阈约为 20×10^{-6} 帕。而当声压上升到 20 帕时，人耳会产生不舒适的感觉或疼痛，此时的声压称为痛阈声压，即痛阈。

从听阈到痛阈，声压的变化是 100 万倍。因为在实际工作中，用声压绝对值来表示这种变化非常不方便，所以通过取对数引入了"级"的概念，即声压级，单位用分贝（dB）来表示。声压级是某一声压与基准声压（频率为 1 000Hz）之比的常用对数乘以 20。通过计算得出，从听阈到痛阈的声压级为 0~120dB。为了使人们对分贝这个概念有更好的了解，表 1–1 列出了一些日常生活中常见声音的声压级。

表 1-1　日常生活中常见声音的声压级

常见声音	声压级（dB）
一般安静的办公室	50
正常说话	60
重型卡车通过时；使用食物搅拌机	90
电锯声	110
在喷气式飞机附近，即使接触声音的时间很短，也会引起听力损伤	140

06 什么是超声波？

　　超声波简称超声，是指频率高于 20 000Hz 的声波，因其频率大于人的听觉上限而得名。超声波的波长比一般声波要短，具有方向性好、穿透能力强、易于获得较集中的声能等特点，因此，超声波在工业、矿业、农业、医疗等多个方面获得了广泛应用。具体包括以下几个方面。

　　（1）超声成像用于疾病的诊断。超声成像技术在医疗检查方面已获得了普遍应用。其工作原理是将超声波发射到人体内，在体内遇到界面时会发生反射及折射，并且在人体组织中可能会被吸收而衰减。因为人体各种组织的形态与结构是不同的，其反射与折射以及吸收超声波的程度也就不同，所以医生们可通过仪器所反映出的波形、曲线，或影像的特征来辨别。此外，再结合解剖学知识、人体组织正常与病理改变的差异，便可以诊断出所检查的器官是否存在病变。

　　（2）用于疾病的治疗。随着科技的发展和医疗技术的进步，传统外科手术经历了一次又一次的进步。我国自主研发的聚焦超声手术，已经实现了不开刀、不留瘢痕，将低能超声波穿过身体，聚焦到身体内的病灶，就可以在体外对体内进行手术。超声波的巨大能量还可以把人体内大的结石击碎成小结石，再通过各种治疗手段使小结石排出体外，如肾结石的治疗。

（3）清洗金属零件、玻璃和陶瓷制品等。首先，超声波发生器通过换能器转换成高频机械振荡而传播到介质清洗溶剂中。其次，超声波在清洗液中疏密相间地向前辐射，从而使液体流动而产生数以万计的微小气泡。当声压达到一定值时，气泡迅速增长，然后突然闭合，在气泡闭合时产生的冲击波，可破坏不溶性污物并使其分散于清洗液中，从而达到清洗、净化的目的。

（4）超声处理。利用超声的机械作用、空化作用、热效应和化学效应，可进行超声焊接、钻孔、固体的粉碎、乳化、脱气、除尘、去锅垢、灭菌、促进化学反应和生物学等方面的研究。

07 什么是次声波？

次声波也称次声，是指频率范围低于 20Hz 的声波。次声波虽然不被人耳所接受，但其具有来源广、传播远、能够绕过障碍物等特点。例如，频率低于 1Hz 的次声波，可以传到几千米甚至上万千米以外的地方。1883 年 8 月，南苏门答腊岛和爪哇岛之间的克拉卡托火山爆发，产生的次声波可以绕地球 3 圈，历时 108 小时。1961年，苏联在北极圈内新地岛进行核试验激起的次声波绕地球转了 5圈。次声的应用主要包括以下几个方面。

（1）次声波具有极强的穿透力，不仅可以穿透大气、海水、土壤，而且还能穿透坚固的钢筋水泥构成的建筑物，甚至连坦克、军舰、潜艇和飞机都不在话下。你可以用一张纸来阻挡 7 000Hz 的声波，而 7Hz 的次声波则可以穿透十几米厚的钢筋混凝土。

接下来将次声波武器与传统的常规武器进行比较，可发现其独特的优点。相对于传统概念的武器，次声波武器具有隐蔽性强、传播速度快、传播距离远、穿透力强、不污染环境和不破坏设施等特点，从而被列为新概念武器家族的重要成员，势必成为未来战场上的武器新宠。20 世纪 60 年代，发达国家竞相研究次声波武器。1972 年，法国国家实验中心制成一台强次声发生器，首次试验就使 5 公里以内的人员受到伤害。20 世纪 80 年代，法国科学家加弗罗研制出一种"大哨笛"次声发生器，声压级为 160dB，能对人体器官产生损伤，当时报纸称它为"次声枪"。1979 年，苏联秘密进行次声炸弹试验，由于当时对其威力估计不足，又缺乏良好防护，造成数名现场人员死亡。

（2）利用接收到被测声源产生的次声波，可以探测声源的位置、大小来研究其特性。例如，地震或核爆炸所产生的次声波可将房屋摧毁。我们也可以通过接收核爆炸、火箭发射或者台风产生的次声波，来探测次声源的有关参量。

（3）火山爆发、龙卷风、雷暴、台风等自然灾害在发生之前可能会辐射出次声波，人们可利用这些前兆现象来预测和预报这些自然灾害的发生。

（4）次声波在大气层传播时，很容易受到大气介质的影响，它与风和温度分布等因素有着密切的关系。因此，可通过测定自然或人工产生的次声波在大气中的传播特性，探测某些大规模气象的性质和规律。这种方法的优点在于可以对大范围大气进行连续不断的探测和监视。

（5）通过测定次声波与大气中其他波动相互作用的结果，探测这些活动特性。例如，在电离层中次声波的作用使电波传播受到干扰，可以通过测定次声波的特性，进一步揭示电离层扰动的规律。

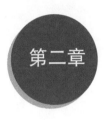

第二章

听觉系统

TINGJUE XITONG

01 什么是听觉系统?

我国文化把听觉放在一个非常重要的位置。例如，圣的繁体为"聖"，即上面一个"耳"，一个"口"，下面一个"王"。按照说文解字的意思，耳顺即为圣。正如孔子曰"五十知天命，六十耳顺"，也就是说孔圣人在 50 岁时明白了人生的真谛，60 岁时成为圣人。

听觉器官，也就是人们俗称的耳朵，是人体的五官之一，也是人体获取外界信息的重要器官，它的重要性不言自明。

实际上，耳朵只是个感音器官，主要起接收器的作用。声波的能量由外界传到人的耳朵被接收以后，再经过一系列转换，通过神经传入大脑的相关部位，最后经过"翻译"形成声音。这个过程是非常复杂的，我们把过程中涉及的人体组织称为听觉系统。

简单地说，听觉系统包括耳和脑两个部分。耳部是听觉的周围系统，可以细分为外耳、中耳和内耳，再通过听神经连接到大脑。耳部在声音的感受、传导及分析中起重要作用。它能感受到声音的振动，并将其放大、传导，把机械能转化为生物电信号，最终将该信号通过神经传送到大脑。大脑则负责把耳部感受到的声音信号"翻译"成人们能懂的语言、音乐或其他声信号。大脑中与听觉相关的部位，被称为听觉中枢。

总的来说，耳部的作用是感受声音；大脑负责"翻译声音"，二者的相互协作才能使人们既能听到声音，又能听懂声音。

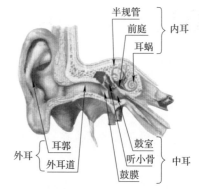

- 成人外耳道有两处狭窄

  1. 软骨部与骨部交界处

  2. 骨性外耳道中部

图 2-1　耳的解剖结构

02 外耳具有哪些生理功能？

外耳包括耳郭和外耳道。

外耳的生理功能主要表现为两个方面。一个功能是为中耳、内耳提供保护和相对稳定的环境。另一个功能是收集声波，并将其传递到鼓膜。

这些生理功能决定了外耳具有两个特异性声学效应。一个效应是耳郭和外耳道的共振特性对特定频率的声波具有增强作用，也可以说是放大作用。由于耳郭表面具有许多隆起、凹陷以及外耳道的特殊管型结构，使其对频率为 2 000~7 000Hz 的声波非常敏感，并产生共振。当中、高频的声波到达鼓膜时，会产生 10~15dB 的声压增益。这种作用可以更有效地使声波传导到内耳里，并将听力的敏感性扩大至更高的频率范围。这个特点还与人类语言中的元音共振峰和辅音的频率范围一致，这些语音成分恰恰是语言中的集中能量和真正有代表信息的部分。因此，外耳的这种增压效应对于增强人类的语言交流能力具有十分重要的意义。

另一个效应是有助于声源的定位。外耳的特殊结构使得声波传递到外耳时会产生阻挡、反射、绕射等效应。它可以使来自不同方向的声源到达鼓膜时，产生两耳之间的时间差和强度差，这个特点有助于听觉中枢对声源的定位分析。

03 如何保护耳郭？

耳郭的外形很像贝壳，在头部的两侧各一个。它是借助韧带、肌肉、软骨和皮肤附着在颅骨的侧面，与颅骨大概成 30° 夹角。由于耳郭的皮肤与软骨膜贴得比较紧，皮下组织又比较少，所以软骨的血液供应主要来自软骨膜。

这一组织结构使得耳郭很容易患软骨膜炎症和冻伤。软骨膜发生炎症易引起软骨坏死，人们常常会感觉到耳郭剧烈地疼痛。如果这种情况不及时治疗，还会出现耳郭的变形。因为耳郭里血管的位置比较表浅，皮肤比较薄，血液循环差，所以在寒冷的冬天很容易被冻伤。因此，建议大家在冬天出门时，要戴上帽子或耳套来保护耳郭。

此外，摔跤运动员耳也称摔跤耳或柔道耳，是运动员在摔跤、柔道运动中由于耳郭反复摩擦或撞击所造成的一种耳郭特殊钝性运动创伤。有人调查了 24 名男性运动员，年龄在 17~24 岁之间，从事摔跤运动的时间为 0.5~4 年。这些运动员在发病前都有耳郭被猛烈撞击、摩擦等钝性创伤史。发病部位多位于耳郭上部，多为单侧发病，表现为耳郭皮肤粗糙、增厚、淤血，局部有液波感，有轻度胀痛不适或疼痛感等症状。

04 如何保护外耳道？

外耳道是深入颞骨内部的管道，它开口于外耳道口，终止于鼓膜，全长为 2.5~3.5cm，分为软骨部和骨部两个部分。外耳道的外 1/3 是软骨部，内 2/3 是骨部。外耳道的形状很像"S"形。因为它外侧端的形状略向内、后、上方，内侧端的形状向内、前、下方，所以在对外耳道进行检查时，需要将耳郭向后、向上方提起，使外耳道的骨部与软骨部在一条直线上，这样才能清楚地看到外耳道和鼓膜的结构。

多数成年人外耳道的横断面是椭圆形，直径为 5~9mm。外耳道的皮下组织比较少，骨部皮肤较薄。软骨部的皮肤较厚，富含毛囊、皮脂腺和耵聍腺，可以分泌出耵聍。耵聍为外耳道分泌物，俗称耳屎，对耳朵有保护作用，它与外耳道的耳毛一起，可以抵御细菌的入侵。耳朵本身有自洁功能，频繁掏耳朵不仅会破坏正常耳毛功能，还能损伤外耳道的正常皮肤黏膜组织，使外耳道内正常环境失衡，容易引发霉菌、细菌感染，严重的会影响听力。

外耳道常见的疾病有霉菌性外耳道炎，一般多发生于夏季。夏季人们易出汗、洗澡较多、闷热潮湿的梅雨季节本身水分就不容易蒸发，再加上外耳道内部比较狭窄，容易进水或积存分泌物，这使得霉菌很容易在温暖潮湿的环境中滋生。如果再用手或不干净的器具去掏耳朵，或者掏耳朵的过程中损伤了外耳道的皮肤，更容易引起感染，导致霉菌性外耳道炎。此外，由于外耳道的皮肤与软骨膜或骨膜贴得比较紧，所以一旦患有疖肿时，人们也常常会感觉到剧烈的疼痛，难以忍受。

05 中耳具有哪些生理功能?

中耳的外界是鼓膜,内界是卵圆窗。鼓膜是珠灰色、半透明的薄膜,它可以将外耳与中耳分隔开。

中耳的主要生理功能体现在两个方面。一方面是"换能器",鼓膜将声能转化为机械能,听骨链将鼓膜感受到的声压传导至镫骨底板,镫骨底板再将机械能转化为内耳的液态能。中耳的另一个功能是"增压器",即提高外界传来的声压。由于鼓膜的面积比卵圆窗的面积大 17 倍,所以听骨链的杠杆作用可以使声压提高 1.3 倍。因此,在中耳的整个声学传导中,声波经过鼓膜、听骨链到达卵圆窗时,声压被增高大约 22 倍,相当于提高声强级 27dB。

中耳对中频声音的传导优于低频和高频的声音。这是因为鼓膜和听骨链的振动方式具有频率依从性,也就是说中耳对各个频率声音的传递具有"选择性"。

这里要提及中耳的一种常见疾病——中耳炎。有研究显示,急性中耳炎早期即可有内耳的形态学改变,这不仅会影响到中耳的功能,而且还可以引起内耳损害,最终导致感音神经性听力损失。通常,能够产生内毒素的革兰氏阴性细菌比革兰氏阳性菌对中耳、内耳超微结构的影响更大。因此,急性中耳炎的早期诊治,及时进行分泌物的细菌培养、药物敏感实验对选择有效抗生素,预防中耳炎引起的感音神经性聋十分重要,应引起大家的广泛关注。

化脓性中耳炎是耳鼻喉科临床常见疾病,主要是由微生物进入中耳引起的感染,可以使中耳黏膜发生化脓性病变,且不同患者感染的病原菌不同。化脓性中耳炎可导致听力下降,并引起鼓膜充血、鼓膜穿孔、耳鸣、耳痛及流脓等症状。

06 耳蜗具有哪些生理功能？

耳蜗是因为它的外形很像蜗牛壳而命名的。它是由中央的蜗轴和周围的骨蜗管组成的。

耳蜗的主要生理功能是起到转化和传递的作用。它可以将中耳的机械振动转化为神经冲动，再由耳蜗神经传递到听觉中枢。具体说来，就是将外部的声音振动通过镫骨底板引起基底膜的振动，最后通过听觉中枢"翻译"成大家都能听懂的声音。这里需要引起大家注意的是，耳蜗毛细胞是实现声－电转化的部位，对听力的产生起关键作用，其损伤是导致感音性聋的病理基础，常见的药物性聋、老年性聋、噪声聋与爆震聋等，均与耳蜗毛细胞损伤有关。当声音强度过大，如强噪声传到内耳时，常常会引起淋巴液的剧烈振动，导致毛细胞的损伤，最终影响到人的听力。

目前，使用较多的多导人工耳蜗技术是重度感音性耳聋患者听力语言康复的有效方法。多导人工耳蜗是一种为重度、极重度感音神经性聋患者恢复或获得听力的高科技生物医学工程电子装置。这个装置能把声音信号转变为电信号，直接刺激听神经纤维，从而产生听觉。有研究调查了3例15岁以上语前聋青少年使用的人工耳蜗，发现他们的语言辨别和表达能力发展缓慢，但通过改进声音感觉，能让他们获得心理上的满足，在一定程度上提高了声音的识别能力和唇读能力。

07 为什么内耳又称迷路？

耳是脊椎动物感受声音、震动、头部位置变化和加速度的主要器官。人的内耳是听觉系统和平衡系统的感觉终端器，它的结构既复杂又精细，被称为迷路。耳的迷路部分常常被称为内耳迷路，是产生听觉和平衡觉神经冲动的部位。在脊椎动物各个门类中，内耳迷路的形态有很大差别，同时，在各个门类内部，内耳迷路的形态又有一定的稳定性。同一门类内部，内耳迷路的差异与动物的运动能力和运动方式有密切的相关性，因此，脊椎动物内耳迷路一直是动物形态学、比较解剖学、功能形态学和演化生物学等领域中非常受关注的一个研究对象。

迷路有很多种分类方法。按照功能来分类，内耳可以分为听迷路和前庭迷路两个部分。按照内外结构来分类，内耳可以分为骨迷路和膜迷路。如果按照位置来分类，内耳则包括半规管、前庭和耳蜗。半规管和前庭的主要功能是感受位置觉和平衡觉，例如，控制机体的平衡、协调能力。

在交通特别发达的今天，车船和飞机已是人们外出必不可少的工具。多数人整日乘车、坐船不要紧，只有少数人乘几站公共汽车就会出现头晕、恶心、呕吐，甚至面色苍白、大汗淋漓、头痛、精神不振和全身软弱无力的"晕车""晕船"症状，这就是医学上所说的晕动病。晕动病的发病原因是有些人前庭功能不良，内耳前庭和半规管过度敏感，只要有微弱的前庭刺激，就会引起内耳迷路的兴奋，导致身体平衡功能失调，发生眩晕和迷走神经兴奋的症状，如恶心、呕吐等。预防晕动病的根本办法是平时要坚持体育锻炼，如坚持跑步等，尤其是逐步加强头颈部的转动和腰部的运动。经过锻炼，大多数人的晕动病会有所减轻。

08 了解听觉系统发育的重要性是什么？

听觉系统包含外周系统和中枢系统两个部分。总的来说，在感觉系统的发育中，听觉系统的发育还是比较早的，其中外周听觉系统的发育又早于中枢听觉系统的发育。

外周听觉系统的发育大致是按照声音的传导顺序进行的，在妊娠中期才能逐渐成熟。胎儿的听觉器官大约在妊娠的第 4 周开始发育；到第 8 周，已经形成了耳郭；第 7 个月时，外耳道管腔已形成。中耳是由头部内胚层的第一咽囊形成的。第 9 周时，开始形成 3 块听小骨原基；到第 6 个月时，形成 3 块听小骨；第 25 周时，胎儿的传音系统基本发育完成；第 28 周时，完成中耳的发育。内耳是由头部外胚层的耳板发育来的。到第 4 周时，发育成听板，继而形成听窝，最后形成前庭囊、耳蜗囊，最后演变成为内耳迷路。整个耳蜗的发育是在妊娠第 20 周时才达到成人的大小。有报道，婴儿的"先天性耳聋症"可能与孕期用药不当有关。孕妇在妊娠早期大剂量使用链霉素、庆大霉素等药物，可能对胎儿听神经有明显损害作用，尤其是在胎儿神经系统发育时期大剂量使用这类药物，不良反应更为明显。

中枢听觉系统的发育非常复杂。听神经和中脑的髓鞘在出生后6 个月才能发育完全。从脑干投射到听皮层的纤维髓鞘形成大概要到 5 岁。在高级听觉活动中发挥重要作用的胼胝体的髓鞘形成要持续到 15~20 岁。

这里需要注意的是，新生儿听力和语言发育的关键时期是在出生后 6 个月内，这也是新生儿听力缺陷筛查和康复的最佳时机。新生儿听力缺陷的发生在出生缺陷中占有重要地位，不仅造成个人和家庭的巨大压力，还给国家和社会带来沉重的负担。目前研究表明，新生儿听力缺陷的病因主要与遗传因素尤其是耳聋相关基因突变、线粒体的遗传因素、外周的听神经病和引起传导性听力损失的疾病有关。因此，在产前保健和出生后筛查时，医务人员应在我国现阶段新生儿听力筛查的工作策略基础上，针对新生儿听力筛查的高危人群进行正确的、规范的指导、筛查和干预，尽可能地将新生儿听力缺陷造成的损失降到最低。

总之，人体听觉器官的发育虽然起源较早，但发育成熟的时间却很漫长，特别是听觉中枢神经在出生后仍然需要很长的发育时间。这一发育特性，也导致人体的听觉功能在出生后，特别是出生后 6 个月内还具有很大的可塑性。这对于婴儿出生后进行必要的听力及语言训练具有重要意义。

09 听觉对语言有什么影响?

听觉包含两层含义，一是对声音的感知，即具有接收声音的能力，这种能力是先天具有的，与听觉系统的发育是否完整和健全有关。二是对声音的认知，即对听到的声音具有理解能力，这种能力既和大脑高级神经中枢的综合分析有关，也和大脑学习记忆功能有关，需要通过后天不断地学习才能提升。比如，唱歌时的嗓子很重要，但更重要的是会听。世界各国音乐学院声乐专业的考试内容里就包括"视唱练耳"等多方面，这就是说你要想唱好歌，首先要听得很精准，才能唱得很精准。

听觉与语言交流是有关系的。听觉是语言形成的基础，语言交流必须依赖于听到的声音，有听觉障碍的人无法形成正常的语言交流。甚至可以说，听觉在一定程度上是可以决定语言交流的，比如，先天聋哑人，他从来没听到过声音，直接影响到他的说话能力，最终导致他不会说话。

语言交流有助于听觉的提升和完善。对于听力障碍的儿童来说，语言在儿童整个心理发展过程中起着重要的作用。因此，培养听障儿童养成良好的聆听习惯，发展其对声音的察知、分辨、辨识和理解的能力就显得尤为重要了。听障儿童借助听觉获取语言、进行自然沟通，可为实现全面发展奠定基础。

10 什么是全国"爱耳日"与国际"爱耳日"？

耳朵是人们与外界保持密切联系、感受美好世界的重要门户。拥有正常的听力可以使人们聆听到大自然馈赠的美妙声音、欣赏到优美的音乐，也可以和亲朋好友谈天说地、尽情地交流。然而，好的听力需要悉心的呵护，否则，就可能受到损伤，进而出现听力语言障碍。

据不完全统计，我国听力语言障碍的残疾人有2 000多万，居全国各类残疾人总数的首位，严重影响到这一群体的学习、生活和正常的社会交往及生活质量。如果能够积极动员和采取有效措施，那么可大大减少和控制听力障碍的发生，减轻或康复耳聋程度。如果不能及时发现和干预听力损失，不仅会导致聋哑、语言发育迟缓，还会造成情感、心理障碍，给家庭和社会造成沉重负担。

1998年1月，中国残联、卫生部、教育部、民政部、全国妇联等有关单位的领导及听力学界、特殊教育学界知名专家进行座谈，一致建议应尽快确立全国"爱耳日"，加强社会宣传，普及耳聋预防和康复知识，减少耳聋发生。1998 年 3 月，在全国政协第九届全国委员会第一次会议上，多名委员正式递交《关于建议确立"爱耳日"宣传活动》的议案，引起有关部门的高度重视。1999 年，中国残联、卫生部等十部委联合下发《关于确定"爱耳日"的通知》，正式确立每年 3 月 3 日为全国"爱耳日"。

随着全国"爱耳日"活动取得的重大效果，同时也因为中国积极拓宽与世界卫生组织及其他国际组织的广泛合作与交流，2013 年 3 月，世界卫生组织将"中国爱耳日"确定为"国际爱耳日"。

11 全国"爱耳日"各部门的职责是什么？

加强耳病防治，不在一朝一夕，这不仅仅是卫生部门或残联的活动，而是与我国人民的生活息息相关，需要全社会长年不懈的共同参与和支持，表2-1 列出了各部门的具体职责。

表2-1　全国"爱耳日"各部门的职责

部门	职责
残联	积极组织和协调有关部门，做好"爱耳日"宣传教育活动。
卫生部门	贯彻"预防为主"的工作方针，把新生儿听力筛查纳入妇幼保健的常规检查项目，做到早期发现，早期干预；组织医务工作者、耳鼻喉科专家、妇幼保健工作者积极参与有关活动。
教育部门	在学校及中小学生家长中宣传普及耳聋预防知识，积极参与"爱耳日"宣传教育活动。
民政部门	在社区宣传和普及耳聋预防与康复知识；在各类社会福利机构中严格控制耳毒性药物的使用；积极参与"爱耳日"宣传教育活动。

续表

部门	职责
质量技术监督	负责组织专家和技术人员进行助听、测听和语言训练等设备国家标准制定、宣传和咨询活动；负责对生产、流通领域助听、测听和语言训练等设备进行监督检查，并开展消费、使用咨询活动，保障残疾人合法权益。
药品监督管理	加强对耳毒性药品的管理，根据不同情况，在药品上标明 6 岁以下儿童、孕妇或 65 岁以上老年人禁用或慎用。
妇联	利用多种形式向广大妇女、儿童、残疾儿童家长宣传和普及耳聋预防及康复知识；积极参与听力筛查、听力残疾预防工作。
老龄协会	在老年人中积极宣传和普及耳聋预防知识，加强老年人身体保健，强化助听器知识，提高生活质量。
计划生育部门	在计划生育工作中宣传和普及耳聋预防知识，结合实施"出生缺陷干预工程"，开展生育保健服务，组织有关的教育、培训、技术咨询和科研活动。

12 历届全国"爱耳日"主题是什么？

我国从 2000 年 3 月 3 日起，每年在"爱耳日"开展主题活动，主题内容如下。

表 2-2　历年"爱耳日"主题

时间	爱耳日	主题
2000 年 3 月 3 日	第一个全国"爱耳日"	预防耳毒性药物致聋
2001 年 3 月 3 日	第二个全国"爱耳日"	减少耳聋发生，实施早期干预

续表

时间	爱耳日	主题
2002 年 3 月 3 日	第三个全国"爱耳日"	听力助残——救助贫困聋儿
2003 年 3 月 3 日	第四个全国"爱耳日"	提高人口素质,减少出生听力缺陷
2004 年 3 月 3 日	第五个全国"爱耳日"	防聋走进社区
2005 年 3 月 3 日	第六个全国"爱耳日"	全社会共同关爱老年人——健康听力,幸福生活
2006 年 3 月 3 日	第七个全国"爱耳日"	预防听力损伤和耳聋,人人享有健康听力
2007 年 3 月 3 日	第八个全国"爱耳日"	珍爱听力,快乐成长
2008 年 3 月 3 日	第九个全国"爱耳日"	奥运精彩——我听到
2009 年 3 月 3 日	第十个全国"爱耳日"	正确使用助听器
2010 年 3 月 3 日	第十一个全国"爱耳日"	人工耳蜗——重建听力的希望
2011 年 3 月 3 日	第十二个全国"爱耳日"	康复从发现开始——大力推广新生儿听力筛查
2012 年 3 月 3 日	第十三个全国"爱耳日"	减少噪声,保护听力
2013 年 3 月 3 日	第十四个全国"爱耳日"	健康听力,幸福人生——关注老年人听力健康
2014 年 3 月 3 日	第十五个全国"爱耳日"	爱耳护耳,健康听力
2015 年 3 月 3 日	第十六个全国"爱耳日"	安全用耳,保护听力

续表

时间	爱耳日	主题
2016 年 3 月 3 日	第十七个全国"爱耳日"	关注儿童听力健康
2017 年 3 月 3 日	第十八个全国"爱耳日"	防聋治聋，精准服务
2018 年 3 月 3 日	第十九个全国"爱耳日"	听见未来，从预防开始
2019 年 3 月 3 日	第二十个全国"爱耳日"	关爱听力健康，落实国家救助制度
2020 年 3 月 3 日	第二十一个全国"爱耳日"	保护听力，终身受益

第三章

噪　声

ZAOSHENG

01 什么是噪声？

噪声是一种声音，具有声音的所有物理特性。

早期使用物理学的概念，认为频率和强度无规律杂乱地组合所形成的使人厌烦的声音是噪声，如电锯或电钻所发出的声音。后来发现从人体健康的角度，除上述这类声音外，其他各种声音，如谈话的声音或音乐，对于不需要的人来说都具有类似噪声的不良作用。例如，上课时屋外的音乐，音乐会上旁边观众的交谈声，下夜班休息时附近有人使用音响设备听歌曲，这些都是"多余"的声音，同样具有噪声对人体健康的不良影响。因此，从卫生学的角度来说，凡是使人感到厌烦、不需要或有害于身心健康的声音就是噪声。

随着社会经济的快速发展，工业革命带来的机器声、汽车声打破了原本和谐的声音环境，常常使人感到厌烦。据国家统计局发布的有关噪声污染情况报告指出，噪声已严重影响了人们的正常生

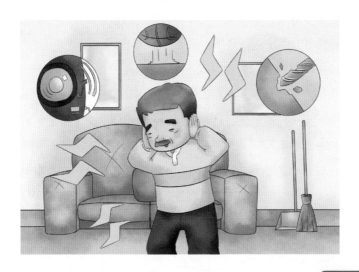

活，且污染情况从 2000 年到 2018 年呈现逐年上升的趋势。

噪声通过人耳作用于大脑的神经中枢，而大脑连接着人体各个器官，因此噪声不仅会对人耳产生影响，还会对人体保护机制带来潜在危害，甚至能诱发多种疾病。这种危害不仅仅只停留在健康危害这个层面上，噪声的掩蔽效应还可使施工人员听不到安全信号或事故前兆声响而引发安全事故。

目前，噪声已成为危害人类健康及安全的重要因素，并被列为全球三大公害（空气污染、水污染和噪声污染）之一。2004 年世界卫生组织曾经对世界上存在的噪声污染情况做了相关分析调查，认为噪声污染问题严重影响了我们的正常工作和生活，呼吁世界各国应当引起关注，并积极采取措施解决噪声污染问题。

02 噪声是怎么分类的？

人们在日常生活和工作中经常会接触到噪声。由于噪声的特性表现在很多方面，所以噪声的分类方法也很多，如按照噪声来源、时间特性等方面来进行分类。

按照噪声的来源分类，噪声可以分为：（1）交通噪声，如道路、铁路、航空和航运噪声。目前，我国城市公共交通的发展已进入一个新阶段，轨道交通具有运量大、速度快、乘坐舒适、安全、稳定、占地少及空气污染小等诸多优点，但也随之带来了噪声。例如，城市中的轨道交通噪声就包括轮轨滚动噪声、牵引电机噪声、齿轮转动噪声及空压机噪声等。地铁交通除列车运行噪声外，还有风亭及冷却塔噪声等。（2）工业噪声，如机器、机械零部件的撞击和摩擦等产生的噪声。（3）建筑施工噪声，如土石方、打桩、装修等施工阶段产生的噪声。（4）社会生活噪声，除工业噪声、交通噪声和建筑施工噪声以外的其他噪声，如商业、娱乐场所及其配套设备所产生的噪声。

按照噪声的时间特性来分类，噪声可以分为：（1）稳态噪声，如电机、风机等产生的噪声。（2）非稳态噪声，如锤击和交通噪声等。（3）脉冲噪声，如爆破、火炮发射时所产生的噪声。

按照噪声的频率来分类，噪声可以分为低频噪声、中频噪声和高频噪声；也可分为宽频带噪声和窄频带噪声等。

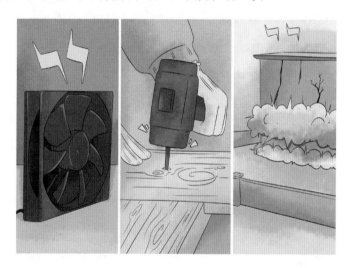

03 什么是工业噪声？

工业噪声，又称生产性噪声，是噪声的主要来源之一，是指生产劳动过程中产生的，频率和强度没有规律，听起来使人感到厌烦的声音。工业噪声主要来自工厂施工中的机器以及设备声音。人们在工厂工作时，由于产业需要，会使用大型的机械设备。在工作过程中，会出现震动、摩擦、撞击等巨大的噪声。这些不同频率组合而成的工业噪声类型比较复杂，可能会对企业的劳动者以及办公楼等地点的工作人员产生影响，甚至造成职业危害。

工业噪声具有分布较广、个别生产作业点的噪声大、普遍超标的特点。按照来源，可以把工业噪声分为以下 3 种类型。

（1）机械性噪声是指机械的撞击、摩擦、转动所产生的噪声，如织布机、磨球机、碎石机、机床、电锯的机械性噪声。

（2）流体动力性噪声是指气体的压力或体积的突然变化，或流体流动所产生的声音，如空气压缩或释放（汽笛）发出的声音。来自空气或其他气流扰动，如通风机、汽轮机的空气动力性噪声等。

（3）电磁性噪声，如大型变电站变压器所发出的嗡嗡声。

随着现代工业技术的发展，工业噪声已成为危害工人健康和污染环境的重要因素，有效控制噪声是我国面临的重大公共卫生问题之一。目前，我国在工业噪声控制技术上还有待提高，需要努力研究更有效的降噪新技术。

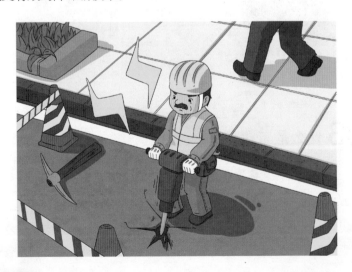

04 什么是交通噪声？

近年来城市道路的建设以及机动车数量的快速增加，使交通噪声成为城市的主要噪声源。广义上讲，交通噪声是指交通工具运行时所产生的、影响人们正常生活和工作的声音，包括机动车噪声、飞机噪声、火车噪声和船舶噪声等。狭义上讲，交通噪声主要是指机动车辆在城市交通干线上行驶时产生的噪声。

交通噪声是一种不稳定的噪声，其强度会随着机动车辆的种类、数量、速度、运行状态、车辆间距离、鸣笛、道路宽度、坡度、干湿状态、路面情况及风速等很多因素的变化而变化。

我国各大城市的环境噪声主要来自交通噪声，而交通噪声主要来自汽车噪声，如鸣笛、刹车等。有调查资料表明，汽车鸣笛是交通噪声的主要来源，城市公交大客车和大货车的行驶噪声是仅次于鸣笛的第二大交通噪声源。

交通噪声和工业噪声一样也会影响周边的声环境，并干扰人

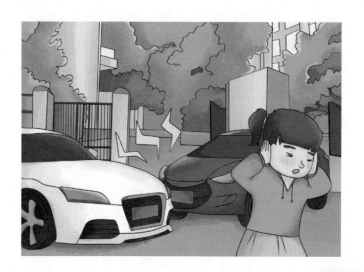

们的生活。有研究显示，在交通繁忙的道路附近可以通过设置声屏障来减轻噪声污染，特别是绿色植物。绿色植物的多孔性和共振吸声结构使得它不仅能吸收噪声还能减少其反射。还有研究表明，厚度 1.5m 的植物屏障才能达到高于 5dB（A）的噪声衰减。植物的反射、散射和吸收特性，以及植被与固体屏障之间的空气产生的衰减效应，可以提高这种新组合屏障对噪声的隔离效果。

05 什么是社会生活噪声？

社会生活噪声与不断增加的城市居住人口密度和密集的建筑物有关。社会生活噪声是指除工业噪声、建筑施工噪声和交通运输噪声之外，街道以及建筑物内部各种生活用品、设备和人们日常活动等所产生的噪声。

社会生活中的噪声污染无处不在，具有噪声源分散，影响范围局限等特点。例如，音乐歌舞展览等造成的噪声污染；在一些公共绿地、小区公园、休闲广场、小区内公共区域，使用音乐器材跳广场舞等娱乐项目；住宅小区中的电器、排水、供水、空调等一些设施所产生的噪声污染；在商业活动中的发动机、吹风机、切割机、空调等一些设备发出的噪声；为了招揽生意，有些商店的经营者在商店门口放音响；使用家庭影院、家庭派对等一些娱乐设施的声音；家里饲养宠物发出的叫声以及房屋装修所发出的刺耳声音等。

社会生活噪声可大致分为 3 类，分别是：（1）营业性场所噪声，是指营业性文化娱乐场所和商业经营活动中使用的扩声设备、游乐设施产生的噪声。（2）公共活动场所噪声，包括广播、音响等噪声。（3）其他噪声，如厨卫设备、生活活动等噪声。

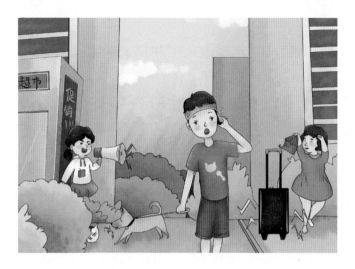

目前，社会生活噪声已经发展成为一个严重的社会问题，需要引起社会各界的广泛关注和重视。2008 年我国出台了社会生活环境噪声排放标准（GB 22337—2008）。这是为了贯彻《中华人民共和国环境保护法》和《中华人民共和国环境噪声污染防治法》，防治社会生活噪声污染，改善声环境质量。它适用于对营业性文化娱乐场所、商业经营活动中使用的向环境排放噪声的设备、设施的管理、评价与控制。

06 什么是背景噪声？

背景噪声，又称"本底噪声"，在国际与国内标准中，是指将除了被测声源之外所有其他声源产生的噪声。

背景噪声主要包含两部分，一部分是环境中其他声源产生的噪声，如消声室的环境本底噪声；另一部分是测量仪器带来的电噪声，如对于传感器来说，其本身的电噪声基本上决定了量程的下限。

人们将没有明确声音特性的背景噪声又称为白噪声，例如，商店、菜市场等公共场所的声音；繁忙的交通路段上车辆和人声的混合声音；电视机、收音机没信号时发出的"沙沙"声等。白噪声是一把"双刃剑"。一方面是指人们常把适当强度的白噪声当作掩蔽声，来遮盖其他声音。当你需要专心工作时，可以使用持续低强度的白噪声作为背景声音。还有研究表明，白噪声是一种单调的声音刺激，如雨声、风声、水流声、海水声等自然声，可通过掩盖环境噪声而帮助睡眠。另一方面，当白噪声使用不当，强度超出一定的范围时，就成了名副其实的噪声，会引起人们的身心健康问题，严重的会出现焦虑、失眠等心理上的不适症状，甚至对生活、学习、工作产生不良的影响。

背景噪声对不同种类的测试影响不一样。比如，在进行某一特定频段的噪声测试时，对于该频段上的背景噪声有可能会对测试结果造成明显影响。而对不在该频段的背景噪声，则完全不会影响测试。对于这类测试，只需关注被测频段之内的噪声，不需要对被测频段以外的背景噪声做任何要求。在有些实验中，不论背景噪声是否处在被测声音的频段中，都会对实验结果产生影响。例如，在声音的主观评价中，即使背景噪声频段和被测声源不同，依然可以被人耳分辨出来。所以对背景噪声的要求不能一概而论，要根据测试方法和测试目的来讨论。

总之，在实际操作中不可能完全消除背景噪声。在测试中，除了要测量被测声源，还要测量背景噪声，并判断背景噪声对测试到底会产生多大影响，来确定被测声源的结果是否有效，是否需要修正。

07 环境噪声污染有哪些特点？

　　环境噪声污染是一种能量污染，与大气污染、水污染以及固体废物污染一样，是危害人类环境的公害。环境噪声污染主要包括自然界的噪声污染与人类活动造成的噪声污染。自然界产生的各种噪声主要包含打雷、火山喷发以及地震等造成的噪声。人类活动引起的噪声主要包括交通噪声、工业噪声、建筑施工噪声以及社会生活噪声等。

　　环境噪声污染的特点是：当噪声在空中传播时，不会在周围环境留下有毒有害物质。噪声传播的距离有限，对周围环境的影响不会产生累积效应。噪声的声源比较分散，一旦声源停止发声，噪声也就消失。因此，噪声不能集中处理，需要用特殊的方法进行控制。另外，噪声具有一切声学的特性和规律。噪声对环境的影响与它的强度有关，噪声越强，影响越大。

　　环境噪声污染具有区域性、偶然性、复合性、潜伏性及间接性等多种特征，环境噪声污染行为与损害后果之间的因果关系认定异常困难。有研究对 33 份 2016—2019 年环境噪声污染责任纠纷进行统计。发现工业噪声污染责任纠纷有 3 件，建筑噪声污染责任纠纷有 8 件，交通噪声污染责任纠纷有 11 件，社会生活噪声污染责任纠纷有 11 件。

　　考虑到现阶段环境噪声污染日益严重，因此，在治理与控制环境噪声的时候，应当根据噪声的主因、传播途径以及影响等方面采取有针对性的措施完成对环境噪声的治理，科学地规划城市建设，建立健全完善的噪声治理规章制度，确保环境噪声污染治理的有效性。

08 什么是声级？

为了准确评价噪声对人体的影响，进行噪声测量所使用的设备（声级计）是按照预设的频率计权网络，对不同频率声音进行处理的。这些频率计权网络是基于大量严格实验得出的，反映了人耳对不同响度声音的主观感受。我们把用一定频率计权网络测量得到的声压级称为计权声压级，简称声级。

通常，计权网络有 A、B、C、D 四种。国际电工委员会（IEC）规定使用相应计权网络测得的声压级分别称为 A、B、C、D 声级。其中 A 计权网络即 A 声级对低、中频段（1 000Hz 以下）声音有较大的衰减，被认为更接近人耳对声音的生理感受特性。利用 A 声级能较好地反映噪声对人吵闹的主观感觉和人耳听力损伤的影响。因此，国内外一般用 A 声级作为噪声的评价指标。C 计权网络即 C 声级在整个频率范围内有近乎平直的响应，可视为可听范围内的总声压级，是进行护听器选择时的重要指标。在测量噪声时，如果 A、C 两种声级得到的结果基本相同，该噪声特性是高频特性；如果 C 声级小于 A 声级，该噪声为中频特性；如果 C 声级大于 A 声级，则该噪声为低频特性。图 3-1 显示了 A 计权声压级和 C 计权声压级的特性。有研究显示，高速公路交通噪声各小时等效 A 声级变化较小，城市道路在 7:00~20:00 间主要出行时间变化较小，其他时间变化较大。

目前，B、D 声级基本上不使用了，有关的标准也已不再规定它们的特性。

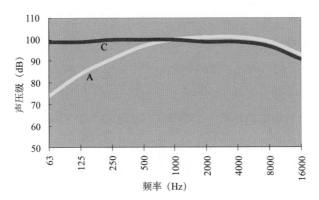

图 3-1　A 计权声压级和 C 计权声压级的特性

09 如何测量工业噪声？

我国《工业企业设计卫生标准》（GBZ 1—2010）提出了工业企业厂区内各类地点的噪声标准。

生产环境（车间）噪声测量时，车间环境应为正常的作业状态，测量位置是作业人员工作时的操作位置，传声器应放置在耳朵的附近。当作业人员的操作位置不固定时，应在他们经常活动的范围内选择若干个测点。计算测量结果时，如果是稳态噪声，可以将各测点的测量值取平均值；如果非稳态噪声，可以将各测点等效声级测量值取平均值。

一般情况下，现场机器设备噪声测量时，测点的位置和数量可根据机器的外形尺寸来确定。如果特大型机器或有危险无法靠近的设备，可根据现场情况选取位置较远的测量点。对于风机、压缩机等空气动力性机器，要分别测量进气口、排气口的噪声。

关于厂界噪声的测量，环保部门及时制定的 2008 年版新标准中将《工业企业厂界噪声测量方法》及《工业企业厂界噪声标准》合并为《工业企业厂界环境噪声排放标准》（GB 12348—2008），并引入了厂界、倍频带声压级等定义，使厂界噪声监测依据性更强。厂界噪声的测量应在被测企、事业单位的正常工作时间内进行。测量时段划分可根据当地情况，或遵从当地政府行政法规的规定。要求测量仪器的精度最好为 II 级以上的声级计或噪声监测仪器，根据测量结果，最后计算出每一点测量正常工作时间内的等效声级。

10 如何测量背景噪声？

背景噪声可以采用直接法和间接法两种方法进行测量。

1990 年，我国《工业企业厂界噪声测量方法》（GB 12349—1990），最早提出背景噪声测量和测量值修正要求。该标准要求背景噪声的声级值应比待测噪声的声级值低 10dB（A）以上，若测量值与背景值差值小于 10dB（A），测量值应进行修正。

2008 年，《工业企业厂界环境噪声排放标准》（GB 12348—2008）代替了上述标准，新标准增加了背景噪声的定义，对背景噪声的测量环境和测量时段做了明确规定，并修正了测量结果修正表。

2014 年，《环境噪声监测技术规范噪声测量值修正》（HJ 706—2014）统一规定了背景噪声测量方法和噪声测量值修正方法。首次规定了噪声测量值与背景噪声值的差值小于 3dB 时的修正方法，还明确了数值修约规则应按照《数值修约规则与极限数值的表示和判定》（GB/T 8170—2008）规定执行。

总之，在噪声测量过程中应不受被测声源影响，注意背景噪声的干扰程度，保持其他声环境与测量被测声源的一致性。例如，对于一个产生噪声的工业企业来说，整个厂区可以当作被测量的噪声源，则背景噪声就是厂界外所有环境噪声的总和。测量背景噪声时，企业应停产或停用产生噪声的设备，企业正常生产测量到的噪声扣除背景噪声的叠加影响值，即为该企业的厂界噪声。厂界噪声测量值是被测噪声源产生的噪声和背景噪声在测量点处的能量叠加值。只有通过测量背景噪声，并合理扣除背景噪声的影响，才能更真实、客观地反映出被测噪声源的噪声排放水平。

11 哪些机构可以进行噪声检测？

目前，工业企业厂界噪声检测、社会环境噪声检测、交通噪声检测、建筑施工噪声检测及工业企业车间噪声检测均由局部噪声检测的第三方进行。其中承担环境噪声污染防治检测第三方机构的监督管理由环保部门负责，工业企业车间噪声检测第三方机构的监督管理由卫生部门负责。

噪声监测主要由有资质的第三方监测机构到现场检测，并出具带有检测技术服务（CMA资质项目）的报告。噪声监测具体分为厂界噪声监测、社会环境噪声监测、交通噪声监测、施工噪声监测以及省环境质量监测。

噪声监测结果一般以A计权声级表示，所用的主要仪器是声级计和频谱分析器，见图3-2。噪声监测的结果用于分析噪声污染的现状及变化趋势，也为噪声污染的规划管理和综合整治提供基础数据。

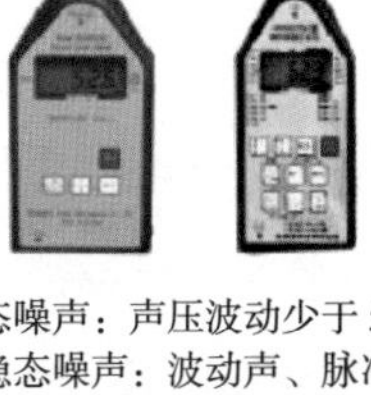

稳态噪声：声压波动少于5dB
非稳态噪声：波动声、脉冲声
图3-2

12 测量噪声时主要依据哪些相关法律?

噪声的测量应依据《中华人民共和国环境噪声污染防治法》和《中华人民共和国职业病防治法》。

2018 年 12 月 29 日,第十三届全国人民代表大会常务委员会第七次会议通过对《中华人民共和国环境噪声污染防治法》作出修改。《中华人民共和国环境噪声污染防治法》第六条内容是:国务院生态环境主管部门对全国环境噪声污染防治实施统一监督管理。县级以上地方人民政府生态环境主管部门对本行政区域内的环境噪声污染防治实施统一监督管理。各级公安、交通、铁路、民航等主管部门和港务监督机构,根据各自的职责,对交通运输和社会生活噪声污染防治实施监督管理。第七条内容是:任何单位和个人都有保护声环境的义务,并有权对造成环境噪声污染的单位和个人进行检举和控告。

《中华人民共和国职业病防治法》第二十六条内容是:用人单位应当实施由专人负责的职业病危害因素日常监测,并确保监测系统处于正常运行状态。用人单位应当按照国务院卫生行政部门的规定,定期对工作场所进行职业病危害因素检测、评价。检测、评价结果存入用人单位职业卫生档案,定期向所在地卫生行政部门报告并向劳动者公布。职业病危害因素检测、评价由依法设立的取得国务院卫生行政部门或者设区的市级以上地方人民政府卫生行政部门按照职责分工给予资质认可的职业卫生技术服务机构进行。职业卫生技术服务机构所作检测、评价应当客观、真实。发现工作场所职业病危害因素不符合国家职业卫生标准和卫生要求时,用人单位应当立即采取相应治理措施,仍然达不到国家职业卫生标准和卫生要求的，必须停止存在职业病危害因素的作业；职业病危害因素经治理后，符合国家职业卫生标准和卫生要求的，方可重新作业。

13 环境噪声测量时应参照哪些标准？

由于大部分环境噪声的测量是在现场进行的，工作条件复杂，声级变化范围大，因此可参照相应标准规定的具体操作方法进行噪声测量，具体见表 3-1。

表 3-1 环境噪声测量标准

标准编号	标准名称
GB/T 3222	《声学环境噪声测量方法》
GB 9661—1998	《机场周围飞机噪声测量方法》
GB 12525—90	《铁路边界噪声限值及其测量方法》
GB 1495—2002	《汽车加速行驶车外噪声限值及其测量方法》
GB 16169—2005	《摩托车和轻便摩托车加速行驶噪声限值及其测量方法》
GB 16169—2005	《摩托车和轻便摩托车定置噪声排放限值及其测量方法》
GB 19757—2005	《三轮汽车和低速货车加速行驶车外噪声限值及其测量方法》

14 测量噪声时有哪些注意事项？

首先，应根据相关标准开展噪声测量工作。要与测量目的相对应，以便获得指定区域噪声随时间和地点的分布情况。

其次，测量地点的选择是测量结果正确与否的主要因素。进行噪声测量时，测点的选择必须严格按照与测量目的完全对应的有关标准的要求进行。正确的环境噪声监测地点的选择，对于环境噪声的监测结果具有重要影响，一旦监测地点选择不够正确，会影响环境噪声监测结果，对后续工作中的治理也会造成一定的影响。当前环境监测的成果难以达到既定的标准，监测地点的选择也是一个原因。部分监测人员为了降低自身的劳动强度，选择距离自身较近的监测点，对于这个地理位置是否能够达到监测要求，不是十分重视，也会导致监测数据的不准确。

再次，测量位置的选择。监测位置选择应根据噪声的传播情况来看，噪声在进行传播的过程中会受到一定的阻挡、折射、反射，导致中心位置的噪声较大，而相对位置较远的地区则噪声较小。在进行噪声环境监测的过程中应当在这一范围内选取多个监测位置，进行分别监测，整合监测结果能够最大限度提升监测的稳定性和准确性。受声音叠加的影响，在某一区域内的某一点进行监测，取得的监测结果并不能代替整体环境中的监测结果，在单独的某一个位置监测的结果难以代表整个环境中的噪声情况。

最后，测量仪器的选择。应根据测量目的来选择仪器的精度等级和性能规格，即要求所使用的仪器在频率计权、时间计权和允许误差等方面具有标准所规定的性能，具体包括统计分析功能、自动监测、记录功能和足够的动态范围等内容。

如果测量工作人员对设备的检验工作不是十分了解，那么会导致结果不能满足既定标准。在结果不具有正确性和代表性的情况下，对噪声的评价便缺少了有效的依据。例如，为了降低工作负担，在测量中携带便捷轻快的设备进行监测，难以保证结果的真实性和有效性，影响后续的噪声监管和治理工作。

15 如何进行生产性噪声作业分级?

我国在《工作场所职业病危害作业分级第4部分：噪声》（GBZ/T 229.4—2012）中明确规定了工作场所生产性噪声作业的分级原则和分级方法。按照国标 GBZ/T 189.8—2007 的要求进行噪声作业测量，依据噪声暴露情况计算等效声级（$L_{EX,8h}$）或与 $L_{EX,w}$ 后，根据表 3-2 确定噪声作业级别，共分四级。

表 3-2 噪声作业分级

分级	等效声级（$L_{EX,8h}$）dB	危害程度
I	$85 \leqslant L_{EX,8h} < 90$	轻度危害
II	$90 \leqslant L_{EX,8h} < 95$	中度危害
III	$95 \leqslant L_{EX,8h} < 100$	重度危害
IV	$L_{EX,8h} \geqslant 100$	极重度危害

按照国标 GBZ/T 189.8—2007 的要求测量脉冲噪声声压级峰值（dB）和工作日内脉冲次数 n，根据表 3-3 确定脉冲噪声作业级别，共分四级。

表 3-3 脉冲噪声作业分级

分级	声压峰值（dB）			危害程度
	$n \leqslant 100$	$100 < n \leqslant 1000$	$1000 < n \leqslant 10000$	
I	$140.0 \leqslant n < 142.5$	$130.0 \leqslant n < 132.5$	$120.0 \leqslant n < 122.5$	轻度危害
II	$142.5 \leqslant n < 145.0$	$132.5 \leqslant n < 135.0$	$122.5 \leqslant n < 125.0$	中度危害

续表

分级	声压峰值（dB）			危害程度
	n ≤ 100	100 < n ≤ 1000	1000 < n ≤ 10000	
Ⅲ	145 ≤ n < 147.5	135.0 ≤ n < 137.5	125.0 ≤ n < 127.5	重度危害
Ⅳ	n ≥ 147.5	n ≥ 137.5	n ≥ 127.5	极重危害

注：n 为每日脉冲次数。

这里需要注意的是，接触噪声危险度包括轻度危害、中度危害、重度危害和极重度危害。其中，轻度危害（Ⅰ级）表示可能对劳动者的听力产生不良影响。中度危害（Ⅱ级）表示很可能对劳动者的听力产生不良影响。重度危害（Ⅲ级）表示会对劳动者的健康产生不良影响，应尽可能采取工程技术措施，进行相应的整改；整改完成后，重新对作业场所进行职业卫生评价及噪声分级。极重度危害（Ⅳ级）表示会对劳动者的健康产生不良影响，应及时采取相应的工程技术措施进行整改。整改完成后，对控制及防护效果进行卫生评价及噪声分级。对于 8 小时／天或 40 小时／周噪声暴露等效声级 ≥ 80dB 但 < 85dB 的作业人员，在目前的作业方式和防护措施不变的情况下，应进行健康保护，一旦作业方式或控制效果发生变化，应再次进行接触噪声危险度评估，重新分级。

噪声分级主要是为了加强管理，对不同水平的噪声及时采取相应的管理措施，对危害严重的噪声优先加以控制，避免或减少噪声的危害。

16 如何评价声环境质量？

根据《声环境质量标准》（GB 3096—2008）和《社会生活环境噪声排放标准》（GB 12348—2008）这两大国家标准，表3-4对五类噪声级别进行了规定，适用于声环境质量评价和管理。

表3-4　城市五类区域环境噪声最高限值

类别	标准值 dB（A）		适用区域
	昼间	夜间	
0 类	50	40	康复疗养区等需要特别安静的区域。
1 类	55	45	居民住宅、医疗卫生、文化教育、科研设计、行政办公为主要功能，需要保持安静的区域。
2 类	60	50	商业金融、集市贸易为主要功能，或居住、商业、工业混杂，需要维护住宅安静的区域。
3 类	65	55	工业生产、仓储物流为主要功能，需要防止工业噪声对周围环境产生严重影响的区域。
4 类	70	55	交通干线道路两侧一定距离以内，需要防止交通噪声对周围环境产生严重影响的区域。

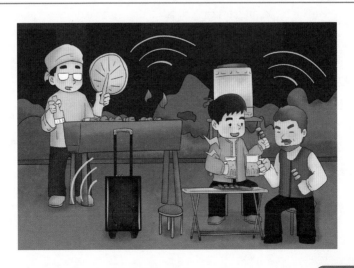

17 什么是声环境质量指导值？

世界卫生组织（WHO）一直十分关心环境噪声对人体健康的影响。2000 年，世界卫生组织为了给各成员国制定既合乎本国实际情况，同时又能够满足人体噪声反应的环境噪声标准，提出了声环境质量指导值这个概念。它包括具体环境、健康影响、接触时间等方面内容，见表 3-5。

表 3-5　声环境质量指导值（WHO）

具体环境	健康影响	L_{Aeq} dB（A）	时间 h	$L_{Amax,F}$ dB（A）
户外生活区	严重烦恼，昼晚	55	16	—
	中度烦恼，昼晚	50	16	
起居室 卧室	语言干扰和中度烦恼，昼晚	35	16	—
	睡眠干扰，夜间	30	8	45
卧室外	睡眠干扰，开窗（户外值）	45	8	60
学校及幼儿园室内	语言可懂度，交谈干扰	35	上课期间	—
幼儿园卧室	睡眠干扰，夜间	30	睡觉期间	45
学校户外活动场所	外部声源干扰	55	活动期间	
医院监护室	睡眠干扰，夜间	30	8	40
病房	睡眠干扰，昼夜	30	16	
医院治疗室	休息干扰	尽可能低	—	—
工业、商业/商场和交通区域，室内外	听力损失	70	24	110

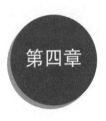

第四章

噪声的危害

ZAOSHENG DE WEIHAI

01 噪声对健康有哪些影响？

一般情况下，人体接触噪声后，首先是对听觉系统产生影响。接触噪声对听觉产生的影响通常是一个慢性过程，这种变化是从生理性反应到病理性改变，即由暂时性听阈位移逐渐发展为永久性听阈位移，主要表现为听力下降，严重的可导致噪声性耳聋。暂时性听阈位移是噪声对听觉系统产生的生理反应，是听力的暂时性下降，过一段时间就可以恢复正常了。永久性听阈位移是指听力不能完全恢复到正常状态。有研究对某机场173名男性机坪搬运工人进行纯音听阈测试。结果发现，工人听力损失检出率为90%，高频听力损失检出率为90%，语频听力损失检出率为21%；左耳听力损失检出率为77%，右耳听力损失检出率为84%。高频听力损失检出率高于同耳语频。

不论是听力下降还是噪声性耳聋不仅可以严重影响患者的生活质量，而且可以导致平时与家人、亲戚或朋友的语言交流受到影响，看电视变成了无声的，再美好的音乐也无法享受，外出时对周围的声信号不能正常感知，容易发生危险。

长时间接触一定强度的噪声除对听觉系统产生影响外，还可以对人体的神经系统、消化系统、免疫系统等多个方面产生一定程度的影响。例如，随着部队武器装备电子化、自动化、机械化、装甲化程度的不断提高，军事作业环境和军事训练过程中的噪声问题日益严重，对广大官兵的潜在危害越来越受到重视。军事噪声除对官兵听力的影响外，还表现为干扰休息和睡眠；导致神经衰弱，使作业效率降低；导致情绪变化，使人烦躁、易怒、情绪激动、狂躁不安；引起心理和行为异常，甚至出现暴力倾向；影响通信和语言交

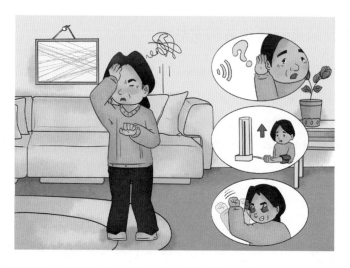

流，既影响正常的语言交流，更会影响训练和作战时的有线和无线通话及指挥调度；还可能会引起高血压、食欲减退、神经衰弱综合征等。

02 什么是暂时性听阈位移？

暂时性听阈位移是指人们接触噪声以后听力有所下降，一旦脱离了噪声环境，再经过一段时间后，听力可恢复的现象。这种表现是人体的一种保护反应。

根据听力下降程度和恢复时间，可将暂时性听阈位移分为听觉适应和听觉疲劳两种。听觉适应是指短时间暴露在高噪声环境中，听觉器官敏感性下降，听阈提高 10~15dB 以上。当人们离开噪声环境后，会对外界的声音产生"小"或"远"的感觉，听力可以在几分钟内恢复到原来的水平。这种情况在日常生活中也会遇到，如近距离观看节日、燃放鞭炮或焰火，燃放过后你会觉得周围人说话的声音变小或感觉距离远了。

听觉疲劳是指较长时间持续暴露在强噪声环境中所引起的听力明显下降，听阈提高超过 15~30dB。当人们离开噪声环境后，听力需要数小时甚至十几小时才能恢复到原来的水平。对某纺织厂织袋、细纱、梳麻车间女工的调查显示，她们平均暂时性听阈位移值分别为 21dB（A）、23dB（A）、22dB（A），排除其他因素的影响后，认为暂时性听阈位移与噪声强度呈正相关。噪声强度越高，引起的暂时性听力损失越严重。暂时性听阈位移值越高，其所受到的噪声能量冲击越大，产生的生物学效应越强，越容易导致永久性听阈位移。

这里需要提醒大家的是，不论是管理者还是个人一定要重视听觉疲劳。一旦出现这种情况，要积极采取相应的措施，否则听力会从可恢复状态，逐渐向不可恢复状态转变，最终成为永久性听阈位移。

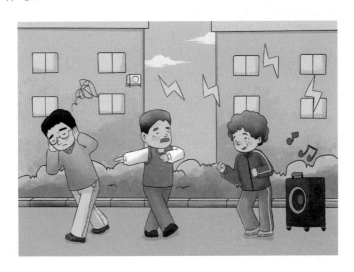

03 什么是永久性听阈位移?

永久性听阈位移是指随着接触噪声时间的延长,前一次接触引起的听力改变未能完全恢复,再次接触可使听力逐渐下降,致使听力不能完全恢复,或者是其他有害因素(如药物)引起的听阈升高,听力不能恢复到原有水平的现象。永久性听阈位移早期会在3 000~6 000Hz处出现"V"形或"U"形下陷,晚期听力曲线由低频到高频呈倾斜下降。

噪声对听力的影响取决于噪声的强度、接触时间、噪声类型、个体差异及防护情况。有研究依据《噪声职业病危害风险管理指南》,对某大型船舶维修企业的446名噪声作业工人进行风险分级。结果显示,所有接触噪声岗位的等效声级均超过国家职业接触限值。接触噪声员工双耳高频听力损失检出率及职业性噪声聋风险检出率,随累积噪声暴露量的增加呈现增加的趋势。

根据听力损失的程度,可以将永久性听阈位移分为听力损失和噪声性耳聋。听力损失是指长期处于高强度的噪声环境中,所引起的相应病理改变,听力下降超出正常范围且不能恢复的现象。如果这种状态持续下去,那么听力下降会到一个更加严重的程度,就成为噪声性耳聋。有调查研究显示,受试者在接触播放音量85dB声音时,会使耳朵的毛细胞发生改变,引起暂时性听阈位移,这种现象可以通过休息或治疗得到改善。当播放音量大于100dB且持续超过1小时时,会造成毛细胞的不可逆转损伤。当音量超过110dB时,可引起毛细胞死亡,长时间暴露在这样的噪声环境下,可引起噪声性耳聋。

04 什么是听力下降?

听力下降是指感染、外伤、肿瘤、免疫、药物、异物等多种原因引起的听力水平下降。例如,长时间接触机器轰鸣声,车间喧闹声可使人内耳的微细血管处于痉挛状态,血液供应减少,引起听力下降。有研究显示,急躁、恼怒情绪会导致体内植物神经失去正常的调节功能,出现听力下降。

在日常生活中,人们常会出现听力下降的情况,例如,在飞机起飞或降落时,有些乘客会感觉飞机上的广播或其他声音都变小了。这是因为飞机在上升或下降时,大气压在短时间内发生改变,使中耳的鼓室腔呈负压状态,鼓膜发生凹陷引起的听力改变,同时还可能出现耳鸣、耳胀等症状。这可以通过在飞机起飞和降落时嚼口香糖或不断张合嘴巴的动作来减缓不适症状。随着咀嚼和张合嘴巴的动作,耳咽管会随时开合,空气就可自由地出入中耳的鼓室腔,使得中耳内压和外界大气压保持平衡状态,耳部不适感就会减轻,或者消失。

引起听力下降的原因有很多,包括外耳道耵聍堵塞、分泌性中耳炎、急慢性中耳炎、耳硬化症、颅脑外伤致内耳损伤或听骨链损伤、老年性耳聋、突发性耳聋等。这里要特别注意突发性耳聋。突发性耳聋的症状有时不太典型,患者并不都是感觉听力明显下降。有的患者主要症状是耳鸣,往往认为只是耳朵里有嗡鸣声而忽略了听力的下降。有的患者表现为耳闷胀感,感觉耳朵里像被塞了东西;还有的患者表现为头晕或者眩晕等症状。

预防听力下降的首选措施是尽量避免或减少噪声的接触,早期检查,发现问题后及早治疗,让听力尽可能恢复到正常水平,尤其是出现突然的、短时间内发生的听力下降，早期诊治效果会好些。其次是，中医认为，肾开窍于耳，听力下降与肾虚有着密切的关系，可以多喝些核桃粥、芝麻粥、花生粥等有利于耳健康的食品，这些食品的选用因人而异，还是要多听听医生的建议。

05 如何进行耳聋的分类？

耳聋是广泛存在于世界各国的疾病之一，据统计，全球耳聋患者近 3.6 亿，中重度以上听力受损患者达 7 亿，我国听力残疾的人数大约为 2870 万，学龄前儿童占约 80 万，耳聋的发病率约为 1‰。据 2015 年世界卫生组织（WHO）统计，在造成耳聋的致病因素中，环境约占 40%，遗传约占 60%。在遗传性耳聋中，遗传方式具有多样化的特点，可为常染色体隐性遗传、常染色体显性遗传、X 连锁遗传、线粒体遗传等。

通常，耳聋有很多种分类形式。按照损伤的程度，可将耳聋分为轻度、中度、重度、极重度和全聋。按照发生时间分为先天性耳聋和后天性耳聋。先天性耳聋又分为先天性遗传性耳聋和先天性非遗传性耳聋。

临床上，按病变部位，可将器质性耳聋分为传音性聋、感音神经性聋和混合性聋 3 类。传音性聋是指耵聍阻塞、鼓膜内陷、鼓膜穿孔、中耳炎等原因引起外耳与中耳的病变，最终导致声音不能正常传导到内耳而造成的听觉障碍，其特点为气导听阈下降，骨导听阈正常。感音神经性聋是指美尼尔氏病、耳硬化症、老年性耳聋、药物性耳聋等引起耳蜗、听神经病损所导致的听觉障碍，其特点为气导、骨导听阈下降。混合性聋是指兼有传音性聋、感音神经性的听觉障碍，其特点为气导、骨导听阈下降。

06 什么是噪声性耳聋?

噪声性耳聋是指长期接触噪声而发生的一种进行性、感音性听觉损伤。如果接触各种强度比较大的噪声，经过一定时间都可能引起噪声性耳聋，其中常见的是职业活动中接触噪声所引起的耳聋，称为职业性噪声聋。

多数噪声性耳聋患者会出现渐进性听力减退。出现听力变化的早期多在 3 000~6 000Hz 范围内有高频听力损失，此时对语言交流没有明显影响，患者没有异常感觉。随着接触噪声时间的延长，听力下降逐渐向语言频段（500Hz、1 000Hz、2 000Hz）发展，表现为语言听力障碍，严重者可变成全聋。这期间还有人会出现耳鸣、头痛、头晕、失眠、乏力、记忆力减退等症状。

噪声的强度、频谱特性、接触方式以及个体易感性等因素也会对听力有影响。这就是说，噪声强度越大，对听力影响越大。噪声强度相同时，接触时间越长，听力损伤越严重。在其他条件相同的情况下，高频噪声比低频噪声对听力影响大。突然出现的脉冲噪声比稳态噪声对听力影响大。持续接触噪声比间断接触噪声对听力影响大。此外，从事噪声作业之前有听力损伤或有内耳疾病的患者对噪声的影响会更加敏感。

目前，世界范围内对噪声性耳聋还没有有效的治疗方法，只能以预防为主。需要特别强调的是，预防噪声性耳聋的根本方法是尽量减少高强度噪声的接触，当出现上述症状后应及时脱离噪声环境，停止噪声刺激。

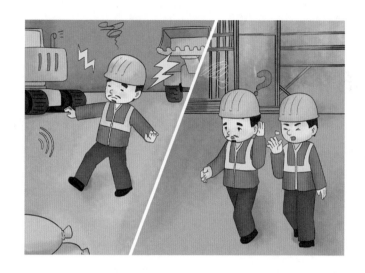

07 什么是职业性噪声聋？

目前，我国在生产劳动过程中接触噪声的人数多，行业面广。噪声是一种很常见的职业性有害因素，不仅会干扰人的工作、学习和生活，影响情绪，还会在长期接触一定强度噪声的条件下造成健康损害。

职业性噪声聋是噪声对听觉系统长期影响的结果，是指劳动者在工作场所中，由于长期接触噪声而产生的一种渐进性的感音性听觉损伤，常见于经常戴耳机的电话员、铆工、锻工、纺织工、机场地勤人员等工作人员。

《职业性噪声聋的诊断标准》（GBZ 49—2014）噪声聋的诊断标准为连续 3 年以上职业性噪声作业史，出现渐近性听力下降、耳鸣等症状，纯音测听为感音神经性聋，结合职业健康监护资料和现场职业卫生学调查，进行综合分析，排除其他原因所致听觉损害，方可诊断。职业性噪声聋可分为轻度噪声聋、中度噪声聋、重度噪声聋。它的特点是职业人群在高频段和语频段的听力都会受到影响，语言交流出现障碍，影响生活质量。

根据《职业病分类和目录（2013年版）》中职业性耳鼻喉口腔疾病类将噪声聋列为首位。2005—2018年职业性耳鼻喉口腔疾病发病患者数增长很快。2015—2018年职业性耳鼻喉口腔疾病发病患者数均超过1 000人，2017年最高为1 608人，2018年为1 528人，其中主要是噪声聋患者。专家提醒，接触噪声作业的人员一定要遵守国家有关规定定期进行健康体检，特别是听力测定，切莫以牺牲个人健康为代价去换取岗位，这无异于"我用生命赌明天"，终将造成整个家庭的伤痛。

08 什么是爆震性耳聋？

爆震性耳聋，又称爆震聋，是指一次突然发生的短暂而强烈爆震或间断性强脉冲噪声所造成的听力损伤。

爆震性耳聋在日常生活或工作中都可能发生，如放爆竹、开凿隧道、采矿以及军事演习或战争等。爆破作业、火器发射等引起的巨大响声可以使外耳道气压瞬间升高，引起鼓膜充血、出血或穿孔，严重时可致中耳、内耳或中耳及内耳混合性急性损伤，听力损伤或完全丧失。爆震性耳聋多伴有耳鸣、耳痛、头晕等症状。有些鼓膜破裂的患者还可能有耳道流血等临床表现。有研究显示，冲击波对听觉器官有明显的致伤作用，如鼓膜的破裂，听骨链的关节脱位、骨折等。

职业性爆震聋是我国法定职业病。诊断原则包括职业性爆震接触史，有自觉的听力障碍及耳鸣、耳痛等症状。耳科检查可见鼓膜充血、出血或穿孔，有时可见听小骨脱位等。纯音测听为传音性聋、感音神经性聋或混合性聋。结合客观测听资料，现场职业卫生学调查，并排除其他原因所致听觉损害，方可诊断。其中职业接触史是诊断职业性爆震聋的前提，也是和一般爆震性耳聋的区别。

职业性爆震聋要严格按照标准进行诊断，可分为轻度爆震聋、中度爆震聋、重度爆震聋、极重度爆震聋和全聋。有调查对国内非军事爆炸 300 多名患者的临床资料综合分析发现，单耳损伤者约占40%，双耳损伤者占 60%。这里要注意的是，不论哪种原因引起的

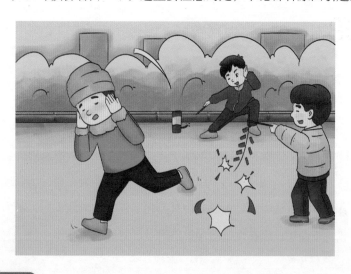

爆震聋患者一定要尽早就医治疗。

09 噪声对睡眠有什么影响?

睡眠是哺乳动物和鸟类等生物普遍存在的自然休息状态,对人类的生理健康、心理健康也是必不可少且至关重要的。有理论认为,深度睡眠能够使身体处于极度休眠状态,使大脑皮层休息,增强免疫力,促进机体的生长发育。

随着现代生活节奏的加快,街道上汽车行驶的声音、工厂里机器的轰鸣声、歌厅里震天响的音乐声等噪声已成为影响人们睡眠质量的重要因素之一。例如,受试者在极其安静的环境比在普通住宅睡眠质量高。有研究认为,干扰重症监护室(ICU)患者睡眠的因素有环境因素、生理因素和心理因素。在环境众多因素中,噪声是主要的影响因素。对 ICU 病房里医疗设备产生的噪声进行测定发现,心电监护仪为 60~78dB,呼吸机为 60~76dB,负压吸引为 78dB,电话铃为 73dB,各种金属物品碰撞为 80dB。这类噪声反复刺激可使 ICU 患者睡眠更差,出现入睡困难、昼夜睡眠节律倒转等症状。

噪声对睡眠的影响与环境、年龄、噪声强度有很大关系。长期暴露于高强度噪声可引起大脑皮层功能紊乱,出现睡眠障碍、烦躁、情绪不稳定、注意力不集中、失眠、夜间惊醒等症状。噪声对不同年龄人的睡眠也有影响。年龄较小的人和老年人比年轻人更容易受到噪声的干扰,影响睡眠质量。有研究显示,某汽车厂接触噪

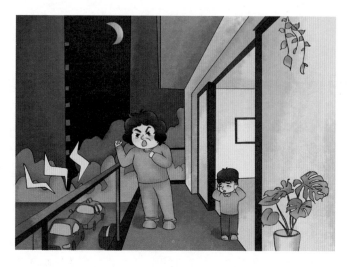

声作业 178 人，非接触噪声作业 152 人。接触噪声人员出现头晕、耳鸣、入睡困难、早醒、精神不振等症状的发生率明显高于非接触噪声组，其中睡眠障碍的发生率为 18%。

10 噪声对神经系统有什么影响？

神经系统分为中枢神经系统和周围神经系统，其对生理机能调节的基本形式是反射。也就是说，机体内、外环境的各种信息，由感受器接收后，通过周围神经传递到脑和脊髓的各级中枢进行整合，再经周围神经控制和调节机体各系统器官的活动，以维持机体与内、外界环境的相对平衡。

噪声性神经衰弱综合征是噪声影响人体健康较早，且较敏感的指标。噪声对神经系统的影响与噪声的性质、强度和接触时间有关。长时间反复的噪声刺激会对中枢神经系统造成损害，使脑皮层兴奋与抑制平衡失调，导致条件反射异常，出现头痛、头昏、耳鸣、易疲倦等神经衰弱综合征。对 106 名铆工作业场所进行的调查显示，以 85dB 作为噪声接触标准，监测 34 个噪声作业点，其中 26 个点不合格，超标率为 77%。作业工人每个工作日工作 8 小时，未采取任何防护措施，健康检查结果显示：除工人听力受损以外，还有 36 人出现神经衰弱的症状。

此外，长期接触噪声还可以使人的智力、反应速度和手眼协调能力下降，引起记忆力、思考力、学习能力、阅读能力降低等症状。

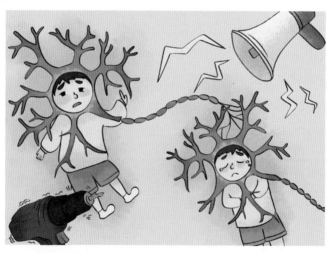

11 噪声对心理健康有什么影响？

随着健康观念的更新，噪声暴露对人们心理健康的影响日益受到重视。长期暴露于噪声环境容易使人出现紧张、忧虑、愤怒、疲劳等多种情绪，特别在情感障碍方面表现得较为突出。例如，在情感问卷中，首先观察到长期接触噪声的人员紧张－焦虑、抑郁－沮丧、愤怒－敌意、疲劳－惰性的分值增加，其次表现为焦虑心境、自主神经功能紊乱。精神症状自评量表（SCL-90）调查表明，接触噪声人群的心理健康和身心健康状况低于对照组和国内常模。长期暴露于稳态噪声的工人不良心理健康的发生率与噪声强度呈正相关，常出现身体不适、进食和睡眠障碍等症状。

国内外心理学领域认为，噪声对人的认知、情绪、个性形成和社会化等方面均存在负面影响，且噪声对个体的影响存在显著的差异。对某大型纺织厂织布、细纱车间作业 1 483 名工人调查显示，噪声对人体心理影响表现在强迫症状、人际关系敏感、忧郁、恐怖、偏执及精神病等方面，特别是接触噪声的初期。这可能与刚开始从事噪声工作的不适应及预期期望与现实的矛盾有关。还有研究发现，汽车警报声会明显地影响男性的负面情绪，使男性的负面情绪更易被唤醒、负面情绪识别能力提升，但对女性几乎没有影响。

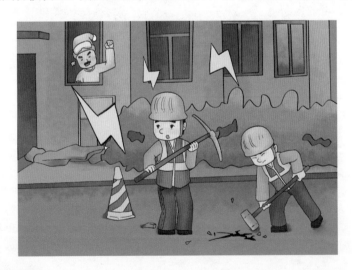

还有研究发现，噪声对认知的影响多表现为反应能力下降、记忆力下降。接触中等强度以上噪声可使人的推理能力下降。

12 噪声对心血管系统有什么影响？

心血管系统是一个封闭的管道系统，由心脏和血管组成，其中心脏是动力器官，血管是运输血液的管道。人体通过心脏有节律性收缩与舒张，推动血液在血管中按照一定的方向不停地循环流动，并随时调整分配血量，以适应各器官、组织的需要，从而保证机体内环境的相对恒定和新陈代谢的正常进行。

关于噪声对心血管系统影响的研究还不够充分，主要原因是影响心血管的因素很多，研究难度比较大，很难在短期形成共识的结论。已发表的研究成果提示噪声可引起血压升高、心率加快。当接触噪声强度 ≥ 85dB 时，可显著增加工人高血压的患病率。噪声强度每增加 10dB，高血压及心肌缺血的患病风险增加 7% ~ 17%。长时间接触噪声可引起心电图异常。工龄 < 10 年的工人心电图早期改变主要表现为心律失常，工龄 > 20 年的工人心电图主要表现为心电轴偏移和 ST-T 改变，显示有心肌肥厚、心肌缺血的改变。有研究对 762 名接触生产性噪声作业工人和 993 名不接触生产性噪声的工人进行比较，接触生产性噪声作业工人血压异常率为 13%，高于对照组的 10%。接触生产性噪声作业工人心电图异常率为 18%，高于对照组的 14%。

此外，长期接触噪声可以引起心血管痉挛，使心排出量受阻，心脏负荷加重，导致心肌肥厚及心肌相对缺血。噪声还可以引起高胆固醇血症或高甘油三酯血症。血脂异常是指脂肪代谢或运转

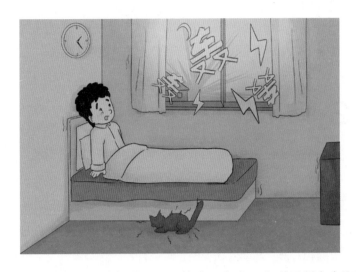

异常，表现为总胆固醇（TC）、甘油三酯（TG）以及低密度脂蛋白（LDL）的升高和（或）高密度脂蛋白（HDL）的下降。噪声对血清 TC 和 TG 水平的影响程度较对 HDL 和 LDL 水平的影响程度高。这里需要注意的是，生产性噪声对作业工人心血管系统存在明显影响，应加强工厂管理，提高作业工人对噪声的认知，有效控制生产性噪声的职业危害。

13 噪声对孕妇健康有什么影响？

噪声对孕妇的健康影响很大。有研究显示，孕妇接触高噪声会出现呕吐、妊娠高血压综合征，甚至会导致流产。不仅如此，高噪声还对胎儿的生长发育产生不良影响。虽然母体的子宫、羊水等组织对胎儿起到一定的保护作用，但这种作用非常有限。也就是说，胎儿接触的噪声是通过孕妇腹壁传播的。当孕妇腹部暴露于强噪声环境时，胎儿也同时暴露在强噪声环境中。

　　国外对居住在机场附近居民的健康调查发现，当地新生儿的体重比其他地区新生儿的体重低。我国学者对怀孕期间接触95dB以上高噪声的女工所生婴儿进行体检发现，婴儿的智力水平比同等条件不接触噪声的婴儿低。出现这种情况的原因可能是高噪声使母亲产生的紧张反应，引起了子宫血管收缩，使供给胎儿发育所必需的营养物质和氧气减少，最终导致其出生体重较同龄婴儿偏低，免疫力低下，影响了神经系统的发育。

　　有研究对纺织厂350名接触噪声强度为100~105dB女工（高暴露组）和300名接触噪声强度<65dB女工（低暴露组）的比较发现，高暴露组的自然流产率、早产率及妊娠剧吐发生率分别为4.6%、5.8%和6.2%，高于低暴露组的1.2%、1.5%和1.6%。高暴露组低体重儿出生率为6.6%，显著高于低暴露组的2.6%。

　　预防噪声对孕妇的危害，首先，要重视女工身心健康，在工作中降低噪声强度，加强女工月经期、妊娠期和哺乳期的健康监护和身心保健。保证孕妇有全面、充足的营养。孕妇营养不良可能会影

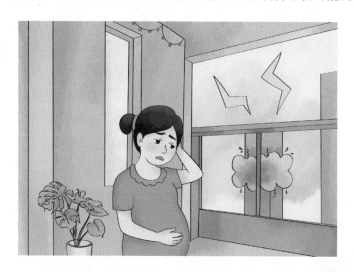

响胎儿脑细胞的发育，导致听觉反应不灵敏。孕妇患有维生素 B 缺乏症，还可能引起胎儿患进展缓慢的神经性耳聋。其次，在怀孕期间要有意识地远离高噪声环境，尽量减少或不接触高噪声，例如，避开歌舞厅、建筑工地等场所。最后，严格控制家用电器和其他发声器材的音量和发声时间，减少对健康的危害，即使是用于胎教的音乐也要符合频率、声响等方面的要求，以保护胎儿的健康发育。此外，孕期要尽量创建一个安静、祥和的环境，放松心情，保持良好、平和的心态，有利于母婴的身心健康，避免情绪紧张影响胎儿发育。

14 噪声对老年人健康有什么影响？

因为生命周期是一个渐变的过程，所以从中年到老年的分界线往往很模糊。世界卫生组织对老年人的定义是 60 周岁以上人群，西方发达国家认为 65 岁是老年人的分界点。我国 2018 年修正的《老年人权益保障法》第 2 条规定了老年人的年龄起点标准是 60 周岁，即凡年满 60 周岁的中华人民共和国公民都属于老年人。2020 年 2 月 28 日国家统计局发布《中华人民共和国 2019 年国民经济和社会发展统计公报》显示，截至 2019 年年底，60 岁及以上人口已达 25 388 万，占总人口的 18.1%。其中，65 岁及以上人口达 17 603 万，占总人口的 12.6%。

众所周知，随着年龄的增长，老年人体质会下降，自然也会出现听力减退的现象。特别是患有高血压、心脏病、胃肠道疾病、糖尿病等多种老年性疾病的老人，更容易受噪声影响，使原有的疾病加重。

有研究对 79 名曾经接触军事噪声和 364 名无接触军事噪声，年龄在 60~70 岁人员的听力进行比较。接触的噪声源主要为坦克、枪炮和轮机，噪声暴露的特点为间断性，接触时间在一年以上。所有观察对象均有不同程度的耳鸣，但无中耳炎、耳毒性药物接触史。结果显示，军事噪声使老年人高频听力下降更明显，随着年龄的增加，军事噪声对听力损伤逐渐由高频累及中频，年龄和噪声对语频平均听阈的下降有交互影响。

老年人预防噪声危害，首先，要避免噪声刺激，尽量少玩或不玩打击乐器，少用或不用耳机，避免看电视时音量过大。其次，要戒除烟酒等不良嗜好。慎重使用链霉素、庆大霉素、卡那霉素、新霉素等损害听力的药物。最后，加强体育锻炼，多做跑步、太极拳等有氧活动。每天坚持做耳保健操，以改善耳健康。

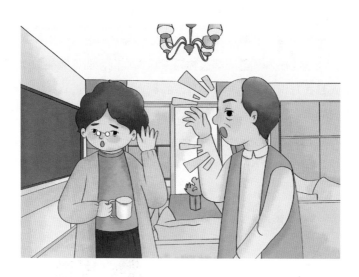

15 长时间戴耳机会对听力有影响吗?

耳机是日常生活中十分常见的一种音频设备。耳机与音箱不同,它可以给使用者营造一个绝对私密的空间,让音乐享受变得更加自我。长时间戴耳机虽然可以帮助人们学习或娱乐,但也是会对听力有影响的。2019 年世界卫生组织发布的数据显示,全球大约有 11 亿年龄在 12~35 岁的年轻人正在面临着不可逆的听力损伤风险,这种听力损伤正呈现出低龄化的趋势,与长时间佩戴耳机有直接关系。

日常生活和工作中用到的耳机有很多种分类方法,如按照外形、佩戴方式等进行分类。

(1)根据外形,可将耳机分为耳塞和耳机。耳塞是驱动器单元口径小,能利用耳朵的形状和软骨用耳机封住外耳道口的小尺寸耳机,见图 4-2。根据入耳的程度,将耳塞分为半入耳式和入耳式两种,凡是能插入耳道的都被称为入耳式耳机,而其他类型则归类到半入耳式耳机。一般而言,耳塞的喇叭振膜越接近耳朵的鼓膜,人听到的声音就越清晰。

耳机是指除耳塞外的耳机产品,见图 4-3。一般情况下,这种耳机还可以细分为中尺寸和全尺寸两种。中尺寸耳机和全尺寸

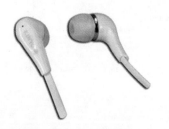

图 4-2　耳塞

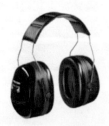

图 4-3　耳机

耳机不是根据扬声器口径，而是根据耳罩大小进行区分。如果耳机的耳罩不能完全包围耳郭那它就属于中尺寸耳机。与中尺寸耳机相对应，如果耳机的耳罩能完全包围耳郭那么它就是全尺寸耳机。由于全尺寸耳机可以营造一个非常理想的听音环境，因此监听级耳机几乎都是全尺寸的。

（2）根据佩戴方式，可将耳机分为头戴式、后挂式、耳挂式和耳塞式。头戴式耳机是最常见的耳机类型，见图4-4。使用一根有弹性的头梁横跨头顶并夹住左右耳郭，两个发声单元形成一个立体声道环境。由于头戴式耳机有头梁的支撑而不用考虑轻巧问

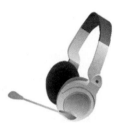

图4-4　头戴式耳机

题，因此左右两个发声单元可以做得比较大，耳机的声音质量也可以做得更好，因此，顶级的耳机一般都是这种形式。

后挂式耳机是使用一根有弹性的头带，从脑后绕过耳郭夹住耳机，使耳罩紧贴耳郭的耳机被纳入后挂式耳机。与头戴式相比，后挂式耳机的最大优势在于不会破坏使用者的发型。但是这种耳机大部分的头带是无法调节的，在佩戴舒适度上会差一些。

耳挂式耳机是在耳机上设计一个能折合的挂钩使其能固定在耳郭内侧。这种佩戴方式不会破坏使用者发型，而且便携性和舒适性非常不错。由于其是悬挂在耳朵上面的，长时间使用耳朵会产生疲劳，因此耳机不能做得太重。

所有耳塞都可以归入耳塞式耳机。因为轻便，所以几乎所有的MP3、MP4、手机等随身听音设备的标配都是耳塞式耳机。这里需要注意的是，长时间戴耳机会对听力有影响。有调查发现，受试者每天收听时间在3小时以上，开始出现植物神经功能紊乱，有

头晕、耳鸣、健忘、睡眠障碍、注意力不集中等症状，严重者有疲倦、易怒性神经衰弱症状。

这是因为耳塞式耳机直接插入耳内，声音不能扩散，收听时间过长，音量较大等原因对听觉系统产生的伤害。有些人习惯长期戴耳塞式耳机在地铁上听歌、看电影。众所周知，地铁在开动时有很大的噪声，可达 85dB 以上。当你试图用音乐的音量掩盖地铁噪声时，耳机音量可能要超过 90dB 了。还有些人需要长期借助舒缓的助眠音乐入睡，或者是喜欢在睡前听歌。当人们睡着了，却又忘记摘掉耳机，这样塞在耳朵里的耳机也会影响耳部的血液循环。此外，长期佩戴耳塞式耳机，却不定期清洁耳机，很可能会使身体分泌出来的汗液、油脂等渗入耳机上，使耳机成为细菌滋生的"温床"，诱发皮肤病、中耳炎等疾病。

目前，慢性听力损失尚缺乏有效的治疗方法。建议大家多采取有效的保护措施，每日戴耳机收听的时间不要超过 2 小时，音量控制在 75dB 以下为宜。

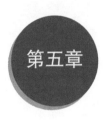

第五章

噪声的防护

ZAOSHENG DE FANGHU

01 噪声控制主要有哪些措施？

噪声可以从噪声源、噪声传播和接收者3个环节来进行描述。为此，噪声的控制措施也可以从控制噪声源、控制噪声传播和保护接收者中任何一个环节或两个以上环节来采取措施。

控制噪声源 ——————→ 控制噪声传播 ——————→ 保护接收者

（1）控制噪声源，是从根本上解决噪声危害的一种方法。在生产工艺过程允许的情况下，可将电机或空气压缩机等噪声源移至车间以外或更远的地方。设法提高机器制造的精度，尽量减少机器零部件之间的撞击声和摩擦声。合理配置声源，将噪声强度不同的机器分开放置，有利于减少噪声危害。

（2）控制噪声传播。可以在车间的墙壁或屋顶悬挂玻璃棉、矿渣棉、棉絮等材料，通过吸收辐射和反射声能来降低噪声强度。在风道和排气管使用消声器。利用一定的材料和装置，将声源或需要安静的场所封闭在一个较小的空间内，使其与周围环境隔绝起来，形成隔声室、隔声罩等。还可以在建筑施工中将机器或震动体的基底部与地板、墙壁连接处放一些隔震或减震的装置来降低噪声。

（3）保护接收者。合理安排接收者的工作和休息时间，缩短他们在噪声环境中的暴露时间。还可以给他们配备耳塞、耳罩等护听器来保护听力，以减少噪声危害。

接下来给大家举个有效控制噪声的例子。某电路板生产企业生产性噪声的主要来源是设备马达和风机。专业技术人员对每一台设备马达和风机的噪声进行了测量，测量结果是车间内80多个马达

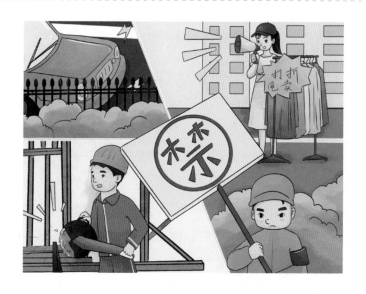

和风机噪声超标，需要配备隔音罩和隔音挡板。在隔音罩制作过程中他们又发现，车间马达是 24 小时连续高速旋转的，工作时还会产生大量热量。若采用隔音罩来降低噪声，则会将热量全部聚集在隔音罩内，极端情况下可能使罩内温度达到 50~100℃，极易烧毁电机，甚至发生火灾。最终，企业制定的噪声防控措施是：给需要散热的隔音罩打上散热孔，要求隔音棉具有阻燃和耐腐蚀特性。这样虽然损失了部分降噪效果，但却避免了热量集聚的隐患，保证作业环境噪声在 80dB（A）以下，靠近噪声源的地方在 85dB（A）以下。同时还为员工配备了普通的隔音耳塞，并要求每个月更换新耳塞，以保证隔音效果。

02 为什么强调噪声源的治理？

噪声和振动、红外线、紫外线等物理因素一样，都有一个明确的来源。例如，自然界中紫外线的主要来源是太阳。我们把噪声的来源称为噪声源。

在实际工作或生活中，不管是哪一种噪声，只有噪声源处于工作状态时，才会产生噪声，影响周围环境和人体健康。一旦噪声源停止工作，则相应的噪声便会消失，因此治理噪声最有效的办法就是控制噪声源，也称"源头治理"。例如，居民在进行室内装修时会产生很多噪声，如刺耳的电钻声、锤子砸墙的"咚咚"声，电钻和锤子就是噪声源。当人们不再使用电钻和锤子的时候，就不会产生噪声了。

根据噪声的这个特点，居民室内装修噪声的控制可以从控制噪声源开始。也就是在不影响其他居民休息和生活的条件下，限制使用电钻和锤子的时间。建议装修时间尽量选择在其他居民的工作时间，如定在上午 8:00~12:00、下午 14:00~18:00。在很多情况下，如果不能完全消除噪声源，那么可以采取工程技术措施，如屏蔽噪声源，来降低周围环境中的噪声强度，减轻或避免噪声的危害。

据国家统计局发布的有关噪声污染情况报告指出，噪声已严重影响了人们的正常生活，且污染情况从 2000 年到 2018 年逐年加剧。其中城市施工建设产生的噪声污染已成为最主要的污染源之一，直接或间接影响了我国 35% 人口的工作和生活，所以噪声治理具有时代意义。我国 2018 年投资治理噪声项目的资金高达 12 863 万元，并呈逐年上升趋势，这表明了国家对噪声污染防治的重视。因此，要治理噪声，必须从源头开始，强调噪声源的治理。

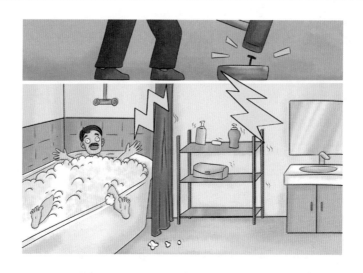

03 如何控制社会生活噪声？

社会生活噪声分为营业性场所噪声、公共活动场所噪声和其他常见噪声3大类。营业性场所噪声包括营业性文化娱乐场所和商业经营活动中使用的扩声设备、游乐设施产生的噪声等；公共活动场所噪声包括广播、音响等噪声；其他常见噪声包括装修施工、厨卫设备、生活活动等噪声。控制社会生活噪声可采取以下几个方面措施。

（1）大力宣传社会生活噪声污染造成的危害性等环保知识，全面提高对社会生活噪声污染的防治意识。严格依照《中华人民共和国环境噪声污染防治法》和《治安管理处罚条例》等法律法规对产生社会生活噪声的行为进行处罚。

（2）可采取城市规划分区和制定有关法令等措施加以控制和限制社会生活噪声。根据《中华人民共和国环境噪声污染防治法》

在市区噪声敏感建筑物集中区域内，因商业经营活动中使用固定设备造成环境噪声污染的商业企业，应按规定向所在地的县级以上地方人民政府环境保护行政主管部门，申报拥有的造成环境噪声污染的设备的状况和防治环境噪声污染的设施情况。新建营业性文化娱乐场所的边界噪声必须符合国家规定的环境噪声排放标准，不符合国家规定的环境噪声排放标准的，文化行政主管部门不予核发文化经营许可证，工商行政管理部门不予核发营业执照。

（3）从控制源头入手，在城市新区设置噪声污染场所时要尽可能远离生活区，对有可能产生社会噪声污染的酒店、KTV、舞厅、各类加工作坊进行合理规划、布局和从严审批。

（4）社会生活噪声污染问题由来已久，要有效解决并非易事，必须与环保局、公安局和工商局等相关职能部门和社会各界联合，得到他们的支持和配合，继而开展行之有效的集中联合专项整治，才能根本性地解决好社会生活噪声污染问题。主管部门应对老城区产生社会生活噪声的污染源进行集中专项整治。对无证无照的营业场所要坚决予以取缔。对已经存在且附近居民反映强烈的噪声污染源，采取限期停业整改或强制搬迁等措施。

（5）家用电器等小型机械的制造应提高加工精度和改革机械结构来减弱噪声。也可以在办公室内利用噪声调节器发出一种低声级、低频的稳定噪声，来掩蔽某些扰人的噪声。

04 如何控制交通噪声？

机动车辆、飞机、火车和船舶等交通工具在运行时所产生的干扰人们正常生活和工作的声音就是交通噪声。随着城市机动车辆数

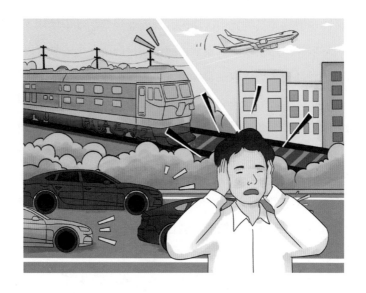

量的增加，交通噪声日益成为城市的主要噪声。多数情况下，人们所指的交通噪声是汽车、摩托车等机动车辆在城市交通干线上行驶时产生的噪声。交通噪声可降低人的听力，影响人的睡眠和情绪，干扰语言沟通和通信联络。对人的影响程度与机动车辆的种类、数量、行驶车速、鸣笛、道路宽窄、路面情况及风速等多个因素有关。

交通噪声的综合治理是一项非常复杂的工作，涉及面十分广泛，包括路网建设、土地利用、交通需求控制以及道路等多个方面。具体内容包括：

（1）合理规划与设计城市道路。在建设高速公路、轻轨道路、城市高架桥或者地下走廊的两侧要建立噪声防护墙或者构建防护平台。从城市道路建设使用的材料、施工方法等多个方面来采取措施降低噪声。

（2）加强交通管理。在人口和商业较为密集地区，不再构建吸引更多车流和人流的文化、商业体育设施。结合城市老旧小区、道路的改扩建，将干扰人们日常生活的噪声企业迁出社区。可划定禁止机动车辆行驶和禁止其使用声响装置的路段和时间。警车、消防车、工程抢险车、救护车等机动车辆安装、使用警报器，必须符合国务院公安部门的规定；在执行非紧急任务时，禁止使用警报器。除起飞、降落或者依法规定的情形以外，民用航空器不得飞越城市市区上空。

（3）研发低噪声机动车辆。对于机动车辆来说，噪声源来自发动机、风扇冷却系统、进排气系统、车体振动以及轮胎路面作用等多种声源系统。要通过技术攻关，研制低噪声机动车辆，从根本上降低交通噪声。要严禁制造、销售或者进口超过规定噪声限值的机动车辆。机动车辆的消声器和喇叭必须符合国家规定的要求。

（4）合理的城市绿化。绿化是控制和防治噪声的有效措施之一。绿地类型、结构宽度、稠密程度对降噪的效果不同。宽而密的绿地比窄而稀的绿地降噪效果好。

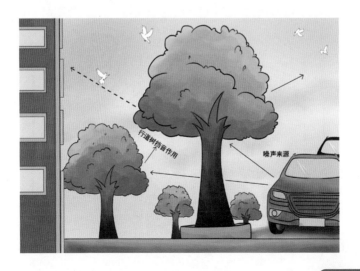

05 如何控制家电噪声？

日常生活中常用的家用电器有冰箱、电视、空调、抽油烟机、微波炉、洗衣机等。控制家电噪声有很多措施，主要有以下几个方面。

（1）在购置家用电器时，一定要选择质量好，噪声限值符合国家标准的产品。《家用和类似用途电器噪声限值》（GB 19606—2004）规定，制冷量在 2 000W 以下的空调室内机噪声不应大于45dB，室外机不大于 55dB；2 500～4 500W 的分体空调室内机噪声不大于 48dB，室外机不大于 58dB。

家用或者类似用途的电动洗衣机的洗涤噪声限定值为 62dB；洗衣机的脱水噪声限定值为 72dB。家庭用滚筒洗衣机的噪声不应超过上述的限值。滚筒洗衣机在运行的时候产生噪声是正常的，但是不应该超过上述的限值。

（2）尽量不要把家用电器放在一间房内，冰箱最好不要放在卧室内。

（3）尽量避免同时使用各种家用电器。

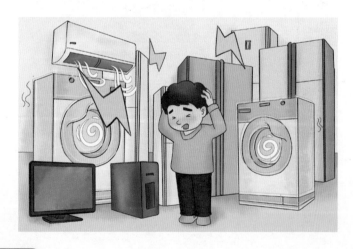

06 如何预防噪声性耳聋?

到目前为止,针对噪声性耳聋的治疗还没有有效的方法,所以关爱听力健康,采取预防措施就显得尤为重要,具体措施如下。

(1)为防止生产性噪声危害,我国制定了《工业企业职工听力保护规范》《工业企业设计卫生标准》《工业企业噪声控制设计规范》《工作场所有害因素职业接触限值:物理部分》《工作场所职业病危害作业分级标准——噪声作业》《职业健康监护技术规范》《噪声性耳聋诊断标准》等一系列法规标准,从噪声性耳聋的预防控制、健康监护、职业病诊断及工伤保险待遇等方面,为职工的听力保护提供了指南。

用人单位应落实职业卫生监测、职业健康监护制度,定期对劳动者接触噪声的水平进行检测、评价,对于噪声接触水平超出国家标准的工作场所,要及时治理、整改;加强上岗前、在岗期间和离岗时的职业健康检查,发现不适合从事噪声作业的劳动者,应及时调离噪声作业岗位并妥善安置。加强职业卫生培训和职业病危害告知,使劳动者自觉执行职业病防治制度和操作规程。

(2)劳逸结合,保持心情愉悦。当人的情绪处在一种激动状态时,会大量分泌肾上腺素,使内耳的小动脉血管发生痉挛,造成供氧不足,严重时可引起突发性耳聋。

(3)尽量远离嘈杂环境。避免在嘈杂的环境中听音乐,使用耳机的时间不宜过长、音量不宜过大。如果无法避免在噪声环境下工作或生活,可选择佩戴耳塞、耳罩等护听器来降低噪声。

(4)调整生活方式,戒烟酒。有调查显示,吸烟会使人内耳

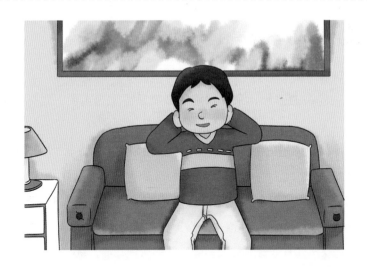

的血液供应不足，引起听力下降。过量饮酒也会损伤听觉神经，影响听力。合理饮食，多吃些绿叶蔬菜、木耳、虾、蘑菇等富含锌、铁和维生素的食物，切忌高糖、高盐、高胆固醇饮食。

（5）生活中要多关注自身听力的变化，定期检查听力，一旦出现听力下降，要尽早采取干预措施。只有做到早发现、早诊断、早干预、早康复，才能更好地保护听力，提高生活质量。

（6）进行适当的体育锻炼，坚持做耳保健操。中国传统医学认为，按摩耳郭，提捏耳垂，按摩风池穴等有醒脑健智、聪耳明目的作用。建议每天闭目静坐，将两手食指分别置入两耳孔中，然后迅速离开两耳孔，如此连续 5~10 次，有助于保护听力。

07 什么是护听器？

护听器，也称护耳器，是保护听觉、使人免受噪声过度刺激的防护用品。大量研究证实，如果因技术原因或经济原因采取降低噪声措施有困难时，那么使用护听器是最经济和有效的办法。特别在噪声源、噪声的传播途径等环节未进行或不易进行噪声治理或长时间连续在高噪声环境中工作，可使用护听器来阻止或减缓噪声对人体的危害，避免过度刺激人耳，防止疾病的发生。

目前，护听器主要有耳罩、耳塞、防噪声头盔3种类型。耳罩是由围住耳郭四周而紧贴在头部遮住耳道的壳体所组成的一种护听器，可用专门的头环、颈环或借助于安全帽或其他设备上附着的器件而紧贴在头部，见图5-1。具有隔音性能好、可调节、无明显压痛、舒适等特点。

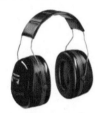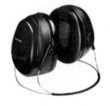

图5-1　头戴式、颈戴式、可折叠头戴式耳罩

耳塞是插入外耳道内，或置于外耳道口处的护听器，一般由橡胶或软塑料等材料制成。耳塞可分为带线型耳塞和一般耳塞两种，见图5-2、图5-3、图5-4。不同规格的耳塞适合于不同人的耳道构型，具有隔声性能好、佩戴舒适、易佩戴和取出、不易滑脱、不变形等特点。

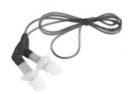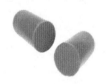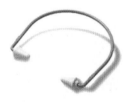

图5-2　带线型耳塞　　　图5-3　一般耳塞　　　图5-4　一般耳塞
　　　　　　　　　　　　　　　　　（泡棉）　　　　　　　　（环箍式）

防噪声头盔是将耳罩和安全帽组合在一起的防护用品，见图 5-5。防噪声头盔的重量较大，佩戴常感不适，特别是在炎热的天气，轻者感到闷热、易出汗，重者常引起头晕、头昏症状。

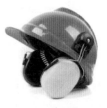

图 5-5　防噪声头盔

近年来，有的国家还将耳罩固定在焊接面罩上或与通信头戴受话器或耳机结合使用。耳塞和耳罩可单独使用，也可结合使用。结合使用可使噪声衰减量比单独使用提高 5 ～ 15dB。

08 选用护耳器的原则是什么？

在生产劳动过程中，因噪声强度暂时不能得到有效控制，工作场所的噪声强度超过接触限值，劳动者需要在高噪声环境下工作时，应该根据实际情况佩戴耳塞、耳罩等防护用品，这对于降低接触噪声水平和减少噪声危害具有重要作用，是一种常用的防护措施，是目前最经济有效的防护手段，也是保护劳动者健康的最后一道防线。

选用护听器首先要对生产作业区域产生的噪声进行调研分析，以确定有效的防护措施。根据《用人单位劳动防护用品管理规范》等法规和标准，确定是否需要配备护听器。原则上应依据等效声级大于 85dB（A）必须配备，小于 85dB（A）按需配备。其次是综合考虑噪声源的类型、强度和频率；各工种、岗位的噪声接触水平和员工的健康状态、员工作业方式。最后，按照《工业企业职工听力保护规范》（卫法监发〔1999〕第 620 号）要求，企业应提供 3 种以上护听器（包括不同类型、不同型号的耳塞或耳罩），供员工选用。

此外，在日常生活中，如果环境中有令人烦恼的声音存在，也可以佩戴耳塞或耳罩来降低噪声。例如，学生宿舍里同学睡觉打呼噜的声音特别大或听音乐的声音很大，影响其他同学的学习或休息，就可以通过佩戴耳塞或耳罩来减轻噪声影响。在某些特殊环境下，由于噪声强度很大，还可将耳塞和耳罩一起使用，最终使实际接触到的噪声强度低于85dB（A），从而达到保护听力的目的。

09 如何能正确选用护听器？

因为不同结构的护听器各有其优缺点，所以使用者可根据各自的实际要求来进行选择。如果选择、使用和维护得当，就可以达到很好的降噪效果，具体见表5-1。

表5-1 耳塞和耳罩的优缺点

	耳塞	耳罩
优点	价格较低	可重复使用
	体积小、重量轻、易于携带	体积大，不易遗失
	不影响头部活动	佩戴方法较为简单
	不受使用者头型尺寸限制	比较容易取得较好、稳定的防护效果
	适合热环境佩戴	保养清洁容易、不易发生感染
	可搭配其他防护用品一起使用	便于远距离查核佩戴情形
		有耳疾患者较适用
缺点	较易遗失	体积大，较重
	佩戴方法较复杂	高温环境感觉不舒适
	不方便远距离监察	可能妨碍其他防护用品的佩戴
	不适用于患耳道感染疾病者	价格较高

10 如何正确佩戴护听器？

由于耳塞和耳罩的结构不同，所以其佩戴方法也各不相同，具体见图 5-6、图 5-7。

（1）耳塞的具体佩戴步骤

步骤 1，先清洗双手，将耳塞（以泡棉耳塞为例）置于手指间，来回转动，使耳塞变细；如果是其他材质的耳塞，则不需要揉搓，直接进行步骤 2。

步骤 2，左耳佩戴耳塞时，右手绕过后脑将左耳耳道拉直，将耳塞置入耳道内适当位置。

步骤 3，左手食指固定置入左耳耳道内的耳塞，等待约 30 秒。

步骤 4，待耳塞恢复形状后，即完成耳塞佩戴。（右耳步骤同左耳）

图 5-6　耳塞的正确佩戴步骤

（2）检查耳塞的佩戴效果

如果以倾听稳态噪声来评价佩戴效果，用双手紧紧地捂住双耳，然后放开。双耳捂住和没捂住时听到的声音强度差别很小，则表明耳塞佩戴良好。

如果是在安静的环境中佩戴，你可以说话，并且听到自己说话的声音听起来比平常的声音更大一些，感觉声音会有一点沉闷或变形。

（3）耳罩的具体佩戴步骤，具体见图5-7

步骤1，由于耳饰会影响耳罩垫圈的密封性，所以佩戴耳罩前应摘下耳饰。

步骤2，首先要将耳罩杯的耳带拉至最长，然后将两耳侧的头发拨开，把外拉的耳罩跨过头部，然后将耳罩两罩杯扣住双耳，使耳罩的密封垫圈可以与双耳的周边紧密贴合。

步骤3，用一只手按住头带，使头带圆弧的顶点与头顶贴合，最后用另外一只手上下调整耳罩杯的位置，使罩杯与头部可以舒适、紧密地贴合起来。

步骤4，头带应佩戴在头顶正上方。

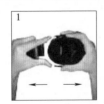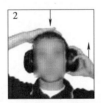

图5-7　耳罩的正确佩戴步骤

11 如何达到合理降噪效果？

根据国家标准GB/T 23466—2009中对降噪效果的合理选择建议，防护后耳内噪声水平在75～80dB（A）为最佳水平，80～85dB（A）和70～75dB（A）为可接受水平。当防护后耳内噪声在70dB（A）以下，则可能有降噪过度的风险，具体见表5-2。

表 5-2　降噪效果的合理选择建议

预期接触的 A 计权声压级的有效值 [dB（A）]	保护水平
>85	保护不足
80~85	可接受
75~80	最佳
70~75	可接受
<70	有过度防护的潜在风险

　　这里还要考虑到个体的生理和心理差异。对某些听阈非常低的使用者，可能就需要降噪值较高的产品。也有一些人偏好高降噪值带来的隔离感，建议只要不对其工作产生不良影响，也不应视为过度降噪风险。

12 佩戴护听器的注意事项是什么？

　　佩戴护听器的注意事项是，无论是工作还是日常生活，在强噪声环境中都要坚持佩戴耳塞、耳罩。这是因为噪声对听力的损害与暴露时间和暴露强度有关。佩戴时间不足往往会导致听力防护失效。

　　有调查显示，当某工作场所操作人员需要 8 小时佩戴耳塞、耳罩时，所使用的耳塞、耳罩的标准降噪值为 30dB。这意味着，如果人们佩戴 8 小时（100% 时间）护听器，能够取得 30dB 的降噪效果；如果只佩戴 4 小时（50% 时间）护听器，有效防护只有 3dB。表 5-3 显示了护听器的佩戴时间与有效防护值的关系。预期噪声降低量为 30dB（A）的护听器，其有效防护值随着噪声暴露期间佩戴时间的缩短而急剧下降。

表 5-3 护听器佩戴时间与防护效果

暴露在稳态噪声环境下，佩戴时间占接触时间的百分比（%）	噪声降低量的预估值 [dB（A）]
50	3
90	10
99	20
100	30